飞经走气发挥

主　编　李志道　李兰媛

副主编　林翠茹　赵志恒　张金喜

编　委　张胤弢　王炳权　冯奕钧　沈姗怡
　　　　任月乔　吴　珺　李玉仙　姜　君
　　　　赵曼霖　李景行　张楚懿　赵天宇
　　　　李　帆　陈学刚

人民卫生出版社
·北京·

图书在版编目（CIP）数据

飞经走气发挥 / 李志道，李兰媛主编 . —北京：
人民卫生出版社，2022.12
ISBN 978-7-117-34253-7

I. ①飞⋯ Ⅱ. ①李⋯ ②李⋯ Ⅲ. ①小儿疾病－推
拿 Ⅳ. ①R244.15

中国版本图书馆 CIP 数据核字（2022）第 244378 号

人卫智网	www.ipmph.com	医学教育、学术、考试、健康，购书智慧智能综合服务平台
人卫官网	www.pmph.com	人卫官方资讯发布平台

飞经走气发挥
Feijingzouqi Fahui

主　　编：李志道　李兰媛
出版发行：人民卫生出版社（中继线 010-59780011）
地　　址：北京市朝阳区潘家园南里 19 号
邮　　编：100021
E - mail：pmph @ pmph.com
购书热线：010-59787592　010-59787584　010-65264830
印　　刷：保定市中画美凯印刷有限公司
经　　销：新华书店
开　　本：710×1000　1/16　印张：13　插页：2
字　　数：206 千字
版　　次：2022 年 12 月第 1 版
印　　次：2023 年 2 月第 1 次印刷
标准书号：ISBN 978-7-117-34253-7
定　　价：59.00 元
打击盗版举报电话：010-59787491　E-mail：WQ @ pmph.com
质量问题联系电话：010-59787234　E-mail：zhiliang @ pmph.com
数字融合服务电话：4001118166　E-mail：zengzhi @ pmph.com

主编简介

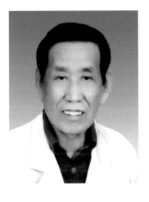

李志道，男，1941 年生，河北省大城县人，天津中医药大学教授（退休）、硕士研究生导师。曾任天津中医药大学经络腧穴教研室主任，历任两届中国针灸学会理事、三届中国针灸学会腧穴专业委员会副会长、两届天津市针灸学会常务理事。

从事针灸教学、临床及科研工作近 60 年，荣获天津中医药大学"优秀教职工"称号及两次"教学楷模"称号。主编学术专著、教材 16 部，其中《针灸处方学》获新世纪全国高等中医药优秀教材奖，《常见病耳穴治疗图解：耳穴标准化方案》获北方十省市（区）优秀科技图书二等奖。承担或参与国家级、省部级、局院级科研课题多项；发表学术论文 140 余篇，其中《丘墟透照海临床应用》获天津市科学技术协会优秀论文奖。

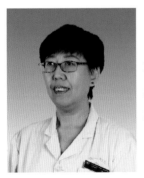

李兰媛，女，1970 年生，主任医师，毕业于天津中医药大学针灸系针灸学专业。现就职于天津中医药大学第一附属医院针灸临床部，中国针灸学会会员，天津市针灸学会理事。参编学术专著多部，发表论文 30 余篇。

前　言

元·滑寿著《十四经发挥》，"十四经发挥者，发挥十四经络也"，提出了有穴的十四条经脉，对十四经循行作了较为详细的注释和发挥。一改前代典籍十二经的描述方法；并将经脉与腧穴结合阐述，按经脉循行方向依次排列腧穴；着重发挥任、督二脉蕴义，将任脉概括为"阴脉之海"、督脉概括为"阳脉之海"。这些都是史上首次，对后世针灸学发展产生了重大影响。本书斗胆用"发挥"二字，一是表达对《十四经发挥》的崇敬，二是缘于狗尾续貂的奢望。

针刺临床疗效的发挥既取决于腧穴的特异性，也依赖于针刺手法（刺激量）。针刺手法（刺激量）能促进腧穴特异性的发挥，是指在选穴正确的基础上，若给予恰当的刺激量则能达到预期效果，取得补虚泻实的疗效。"飞经走气法"首载于明代徐凤《针灸大全·金针赋》，并通过龙、虎、龟、凤四法使之形象化，该法可"过关过节催运气"，即通过特定手法使针感向远端迅速传导，以促使针感通经过关。此后历代医家对其均有不同的认识，但多注重于龙、虎、龟、凤四法的具体操作，而对飞经走气四法之间的关系及应用中如何与腧穴及具体病症相结合鲜有涉及。

我们临床中对于飞经走气及四法的发挥，一定程度上扩展了该法的应用范围，形成了以针刺技法、腧穴特性及临床应用为核心的"飞经走气法"针刺内容。

一是将飞经走气法发挥为分经得气法、驾驭针感法，丰富了刺法内容，并有诸多论述阐他人之未发。分经得气法虽然是从古代"飞经走气法"发展而来，但比"飞经走气法"更有针对性。分经得气法对针感传导路径及得气部位都有具体要求，强调根据疾病症状所在的部位，基于中医传统经络理论及现代解剖生理知识，针刺与经络走行相应的神经、肌肉、筋膜，得到触电感、放射感、走窜感等针感,使其沿着神经、肌肉、筋膜有选择性地传导至相应部位。

从广义来说,分经得气法也属于驾驭针感法,从狭义来看,驾驭针感法可以是分经得气后对针感更高层面的要求,即通过龙、虎、龟、凤四法以实现对针感的把控,如遗留针感法、互动式针法、强针感法、弱针感法、阳性出针法、阴性出针法等。

二是提出了十四经穴及经外奇穴,共计177个腧穴的飞经走气法针刺操作及针感要求,比以往增加了不少内容,且更加有条理。

三是将分经得气法、驾驭针感法等刺法与临床紧密结合,应用于内科、骨伤科、皮外科、妇科、男科、五官科等科的70余种病症的治疗,这些疾病都是我们使用飞经得气法行之确有疗效的。

本书旨在对飞经走气法进行应用发挥,欲使飞经走气法极尽妙用,但绝不是一味地求新立异,而是对古代"飞经走气法"深入理解并临床应用五十余年的经验所得。批郤导窾,探幽索隐,今终于布册在此,然限于知识水平及掌握文献不够全面,笔者仍觉未能会全其意以尽其用,今后还将继续探索。本书也定有疏漏之处,恳请同道多提宝贵意见,让我们一起为伟大的针灸事业共同努力。

李志道

2021 年 12 月

目　录

第一章　飞经走气法源流

第一节　《金针赋》序及原文[①]

［序］

　　大明洪武庚辰仲春,予学针法。初学于洞玄先生孟仲倪公,明年公没,过维阳,又学于东隐先生九思彭公,深得二先生发明窦太师针道之书、梓岐风谷飞经走气补泻之法。游江湖间,以之参问他师,皆不过能谈其概,及求精微之妙,百不一二。问有知者,亦莫尽知其奥。予于是甚悦于心,则知世所得者鲜矣。固深胸臆,宝而重之。数年间用而百发百中,无不奏效。永乐己丑,惜予遭诬,徙居于民乐耕锄之内,故退寓西河,立其堂曰"资深",其号曰"泉石",心以遁守自娱,过者皆曰此读书耕者之所也。凡有疾者求治,不用于针,多用于灸,自是梓岐风谷之法荒废而名不闻。非不以济人之心为心,盖不欲取誉于时矣。今也予年向暮,髭鬓皆霜,恐久失传,拳拳在念。正统己未春末,养疾之暇,阅其所传针法之书,繁而无统,于是撮其简要,不愧疏庸,编集成文,名曰《金针赋》。金,乃世之宝也,非富贵不能得之,岂贫贱所能有也。名其"金",称其贵也。贵能劫疾于顷刻之间,故以观夫发端而嗟夫结之,则深叹美其法而有收效之捷异耳。篇中首论头病取足、左病取右、男女早晚之气、手足经络顺逆之理;次论补泻下针、调气出针之法;末论治病躯、运气血、通接至微之妙。而又叮咛勉其学者,务必以尽精诚,则可以起沉疴之疾。言虽直,其义详明,尤且贯穿次第有序,使后之学者易为记诵,其传不泯。俟他日有窦汉卿复出而攻之熟,造之深,得于心而应手,显用光大,必念乎今之删繁撮简成文者谁欤? 是亦遗言于后也,必学者敬之哉!

时正统四年己未岁八月既望谨识

[①]　参考北京科学技术出版社《中华针灸宝库·贺普仁临床点评本》。

[原文]

观夫针道,捷法最奇。须要明于补泻,方可起于倾危。先分病之上下,次定穴之高低。头有病而足取之,左有病而右取之。男子之气,早在上而晚在下,取之必明其理;女子之气,早在下而晚在上,用之必识其时。午前为早,属阳,午后为晚,属阴。男女上下,凭腰分之。手足三阳,手走头而足走足;手足三阴,足走腹而胸走手。阴升阳降,出入之机。逆之者为泻、为迎,顺之者为补、为随。春夏刺浅者以瘦,秋冬刺深者以肥。更观原气厚薄,浅深之刺犹宜。

原夫补泻之法,妙在呼吸手指。男子者,大指进前左转,呼之为补,退后右转,吸之为泻,提针为热,插针为寒;女子者,大指退后右转,吸之为补,进前左转,呼之为泻,插针为热,提针为寒。左与右有异,胸与背不同。午前者如此,午后者反之。是故爪而切之,下针之法;摇而退之,出针之法;动而进之,催针之法;循而摄之,行气之法。搓则去病,弹则补虚。肚腹盘旋,扪为穴闭。沉重豆许曰按,轻浮豆许曰提。一十四法,针要所备。补者一退三飞,真气自归;泻者一飞三退,邪气自避。补则补其不足,泻则泻其有余。有余者为肿、为痛,曰实;不足者为痒、为麻,曰虚。气速效速,气迟效迟。死生富贵,针下皆知。贱者硬而贵者脆,生者涩而死者虚。为之不至,必死无疑。

且夫下针之法,先须爪按,重而切之,次令咳嗽一声,随咳下针。凡补者呼气,初针刺至皮内,乃曰天才;少停进之针,刺至肉内,是曰人才;又停进针,刺至筋骨之间,名曰地才。此为极处,就当补之,再停良久,却须退之针至人之分,待气沉紧,倒针朝病。进退往来,飞经走气,尽在其中矣。凡泻者吸气,初针至天,少停进针,直至于地,得气之泻,再停良久,却须退针,复至于人,待气沉紧,倒针朝病,法同前矣。其或晕针者,神气虚也,以针补之,以袖搗之,口鼻而气回,热汤与之。略停少刻,依前再施之。

及夫调气之法,下针至地之后,复人之分。欲气上行,将针右捻,欲气下行,将针左捻。欲补先呼后吸,欲泻先吸后呼。气不至者,以手循摄,以爪切掐,以针摇动,进捻搓弹,直待气至。以龙虎升腾之法,按之在前,使气在后,按之在后,使气在前,运气走至疼痛之所。以纳气之法,扶针直插,复向下纳,使气不回。若关节阻涩,气不过者,以龙虎龟凤通经接气,大段之法,驱而运之,仍以循摄爪切,无不应矣。此通仙之妙。

况夫出针之法,病势既退,针气微松,病未退者,针气如根,推之不动,转之不移,此为邪气吸拔其针,乃真气未至,不可出之。出之者其病即复,再须补泻,停以待之,真候微松,方可出针豆许,摇而停之。补者吸之去疾,其穴急扪;泻者呼之去徐,其穴不闭。欲令腠密,然后调气,故曰:下针贵迟,大急伤血;出针贵缓,大急伤气。已上总要,于斯尽矣。

考夫治病,其法有八:一曰烧山火,治顽麻冷痹,先浅后深,用九阳而三进三退,慢提紧按,热至,紧闭插针,除寒之有准。二曰透天凉,治肌热骨蒸,先深后浅,用六阴而三出三入,紧提慢按,徐徐举针,退热之可凭。皆细细搓之,去病准绳。三曰阳中之阴,先寒后热,浅而深,以九六之法,则先补后泻也。四曰阴中之阳,先热后寒,深而浅,以六九之方,则先泻后补也。补者直须热至,泻者务待寒侵,犹如搓线,慢慢转针。盖法在浅则用浅,法在深则用深,二者不可兼而紊之也。五曰子午捣臼,水蛊膈气,落穴之后,调气均匀,针行上下,九入六出,左右转之,十遭自平。六曰进气之诀,腰背肘膝痛,浑身走注疼,刺九分,行九补,卧针五七吸,待气上行。亦可龙虎交战,左捻九而右捻六,是亦住痛之针。七曰留气之诀,痃癖癥瘕,针刺七分,用纯阳,然后乃直插针,气来深刺,提针再停。八曰抽添之诀,瘫痪疮癞,取其要穴,使九阳得气,提按搜寻,大要运气周遍,扶针直插,复向下纳,回阳倒阴,指下玄微,胸中活法,一有未应,反复再施。

若夫过关过节催运气,以飞经走气,其法有四:一曰青龙摆尾,如扶船舵,不进不退,一左一右,慢慢拨动。二曰白虎摇头,似手摇铃,退方进圆,兼之左右,摇而振之。三曰苍龟探穴,如入土之象,一退三进,钻剔四方。四曰赤凤迎源,展翅之仪,入针至地,提针至天,候针自摇,复进其元,上下左右,四围飞旋。病在上吸而退之,病在下呼而进之。

至夫久患偏枯,通经接气之法,已有定息数。手足三阳,上九而下十四,过经四寸。手足三阴,上七而下十二,过经五寸。在乎摇动出纳,呼吸同法,驱运气血,顷刻周流,上下通接,可使寒者暖而热者凉,痛者止而胀者消。若开渠之决水,立时见功,何倾危之不起哉?虽曰病有三因,皆从气血。针分八法,不离阴阳。盖经络昼夜之循环,呼吸往来之不息,和则身体康健,否则疾病而生。譬如天下国家地方,山海田园,江河溪谷,值岁时风雨均调,则水道疏利,民安物阜。其或一方一所,风雨不均,遭以旱涝,使水道涌竭不同,灾伤遂至。人之气血,受病三因,亦犹方所之于旱涝也。盖针砭所以通经脉,均气血,蠲邪扶正,故曰捷法最奇者哉。

嗟夫！轩岐古远，卢扁久亡，此道幽深，非一言而可尽，斯文细密，在久习而能通。岂世上之常辞，庸流之乏术，得之者若科之及第而悦于心；用之者如射之发中而进于目。述自先贤，传之后学，用针之士，有志于斯，果能洞造玄微而尽其精妙，则世之伏枕之疴，有缘者遇，针到病除，随而愈。

第二节 飞经走气法与通经接气法

导读：《金针赋》初载于徐凤所编的《针灸大全》，对明以后的针灸学产生了较大影响。其提出的下针十四法、治病八法及飞经走气法等针法，对后世影响较大。飞经走气具有催气、运气、行气的含义，是应用龙虎龟凤四种复式手法，使经气远传、气至病所的一组行气针法。但由于手法多为复式组合，操作有一定难度，往往将龙、虎、龟、凤四法分别理解为针刺补法或泻法，对于"飞经走气"的内涵少有诠释，以致该法应用较少。飞经走气具有通经接气的功能，有时也被称为"通经接气"法。但"通经接气"手法并非仅指飞经走气法，它的外延更大。

《金针赋》初载于徐凤所编的《针灸大全》，《针灸大全》是明代最早的一部汇集类针灸专书，其内容被明代《针灸聚英》《针灸大成》等书大量引录，对明以后的针灸学产生了较大影响。《金针赋》全名《梓岐风谷飞经走气撮要金针赋》，序言谓此赋出自"梓岐风谷飞经走气补泻之法"。

《金针赋》以"梓岐风谷飞经撮要"为名，小序于"飞经走气"之后接"补泻之法"，两者互相联系。前者指调气、运气的一些方法；后者则属或补或泻或补泻结合的方法，广义言之，补泻也是为了进一步的调气。通过运用一定的手法，作"进退往来"以达到"飞经走气"，使针感扩散。

飞经走气法是一种复式针法，相对于单式针法而言，复式针法是把两种以上的单式针法合而为用，技术层面的要求更高。飞经走气法包括青龙摆尾、白虎摇头、苍龟探穴、赤凤迎源，"若夫过关过节催运气，以飞经走气，其法有四：一曰青龙摆尾……二曰白虎摇头……三曰苍龟探穴……四曰赤凤迎源"，四法的命名借用了古代星相学的四象，即"东苍龙、西白虎、南朱雀（凤）、北玄武

(龟)",均具有仿生学特点。飞经走气是应用龙虎龟凤四种复式手法,使经气远传达到气至病所的一组行气针法。但由于手法多为复式组合,操作有一定难度,往往将龙、虎、龟、凤四法分别理解为针刺补法或泻法,对于"飞经走气"的内涵少有诠释,以致该法应用较少。

由于具有通经接气的功能,"飞经走气"法有时也被称为"通经接气"法或"接气通经"法,"若关节阻涩,气不过者,以龙虎龟凤通经接气,大段之法,驱而运之,仍以循摄爪切,无不应矣"。从功能上而言,两者都具有"通经接气"的功能,使经气流通,上下相接。有研究认为,"通经接气"法与"飞经走气"法的联系甚为密切,运用熟练时完全可以相互依赖,融为一体。但"通经接气"法并非仅指飞经走气法,它的外延更大。

通经接气法的含义主要有两种:

一是《扁鹊神应针灸玉龙经》记载的"穴法相应"通经接气取穴法。所谓穴法相应是指所选用的2个腧穴相互影响、相互作用,从而产生畅通经脉、通经接气的预期效果,这种取穴方法称为通经接气取穴法。《扁鹊神应针灸玉龙经》列出了37对相应腧穴,称为"穴法相应三十七穴"。后世医家在此基础上多有发挥,如"高密度、小针距取穴法""隔穴接力针刺法"等。有学者开展了"隔穴接力刺"的手法研究:首先根据辨证,取远端穴位进针,得气后催气前行,当针感到达相应穴位时,于该穴再刺一针,得气后继续催气前行,针感又会到达新的穴位;于是将第一针取出刺入此穴,依此类推,通经接气,使经气到达病所。如需调动他经经气时,亦可按此法通过交会穴将经气引向病所。虽然此法亦有通经接气之效,但其操作已脱离了"飞经走气"的原意。

二是《流注指微赋》中描述的"接气通经"法。《流注指微赋》中"接气通经,短长依法"的理论依据是《灵枢·脉度》关于十二经长度的记载和《灵枢·五十营》关于呼吸与气行关系的论述,即"呼吸定息,气行六寸"。对此《金针赋》有详细的论述:"通经接气之法,已有定息数。手足三阳,上九而下十四,过经四寸。手足三阴,上七而下十二,过经五寸。在乎摇动出纳,呼吸同法,驱运气血,顷刻周流,上下通接,可使寒者暖而热者凉,痛者止而胀者消。若开渠之决水,立时见功,何倾危之不起哉?"意为手三阳经长5尺,须运针九呼吸;足三阳经长8尺,须运针十四呼吸,使之超过经脉4寸。手三阴经长3尺5寸,须运针七呼吸;足三阴经长6尺5寸,须运针十二呼吸,使之超过经脉5寸。以使经气流通,上下相接。由于按照"定息寸数"运针在实际操作中显得教条和不便,后世医家在行"接气通经"法时,多运用"飞经走气"手法(主要是"龙虎二法");运针时间也日趋灵活,多为反复操作,以针感逐渐扩散、传导为度。

第三节　飞经走气法古今辑要

导读:"飞经走气法"自明代徐凤《针灸大全·金针赋》首载以来,在高武的《针灸聚英》、杨继洲的《针灸大成》等明代多部针灸专著中都有辑录,后世对其也进行了阐述。就古代医家认识来看,飞经走气法广义上包括青龙摆尾、白虎摇头、苍龟探穴、赤凤迎源四法,而从狭义上来看,飞经走气四法中具有"通经接气"作用的仅包括青龙摆尾、白虎摇头,故狭义的飞经走气仅指龙虎二法。直至20世纪80年代,飞经走气法才逐渐再次受到针灸医家的重视。关于飞经走气法的内涵,现代学者有不同的阐释,但公认的观点不外是调气、导气理论的具体运用和发展。当代医家多关注龙虎龟凤四法形象化的动作描述,如摆尾、摇头、探穴、展翅,以此来解释这些手法的操作要点。

《金针赋》所载"飞经走气法"有两方面含义:一是指调气、运气的一些方法,二是指或补或泻或补泻结合的方法。两者互相联系,就广义言之,补泻也是为了达到进一步调气的目的。飞经走气即催气、运气、行气,具有通经接气的功能,各种以运气为目的的方法都属于此类。

徐凤之后,对于飞经走气法的认识主要有三种观点。

第一种观点认为此法"巧立名色"而已。持此观点的如《针灸聚英》《针灸问对》等:《针灸聚英》认为"此法亦巧立名色而已,求针之明,为针之晦",在《下针法》中谓《素问》有浅深法,而此曰天地人三才者,是亦九针论意也";《针灸问对》也认为这些手法不过是"巧立名色,聋瞽人之耳目"的炫技方法,"字虽异而法实同,言虽殊而意则复。观其设心,无非夸多炫能,巧施手势,以骇人之视听也。"

第二种观点则认为该法是《素》《难》针法的发展。如《医学入门》认为飞经走气无非是迎随之意,将"飞经走气"的实质阐释为子午迎随理论的发挥,指出"今人但知飞经走气为难,而不知迎随明,而飞走在其中矣"及"飞经走气,亦不外于子午迎随"等观点。《针方六集》则指出:"此四法之说,不出《素问》,摇大其道一句,谓摇大孔穴之道,令病邪出之易耳。今谓用之飞经走气谬矣。盖由摇泻孔穴,经气大虚,为麻为痒,随经而见,遂以为飞经走气耳。且经气流行无一息之停,特为病邪作祟,壅塞不通,因而为患,针家摇大其道,泻去病邪,通其滞塞,稍觉麻酸,或随经而汗,则经气变通而四体康矣,其实经何尝飞,气何尝走耶,故谓之通经接气则当,谓之飞经走气则愚。"吴氏着眼于针刺疏通经气之效,认为"飞经走气"的本质是摇大针孔以使邪出,但忽视了"飞经走气法"催运感传的作用,书中仅论泻邪之效,而对于不同手法的不同作用未进一步探讨。

第三种观点当首推《针灸大成》,《针灸大成》在针灸学发展史上占有重要地位,书中对"飞经走气"手法从医理到操作都做了详细的论述,其对"飞经走气"在后世的发展影响深远。《针灸大成·三衢杨氏补泻》中说:"若关节阻涩,气不通者,以龙虎大段之法,通经接气,驱而运之,仍以循摄切摩,无不应矣。又按扪摩屈伸,导引之法而行。"文中提到龙、虎二法有通经接气的作用。因此,从狭义上来看,只有青龙摆尾、白虎摇头两种针法具有行气、通经接气的作用,故狭义的"飞经走气"仅指此二法。苍龟探穴则是搜寻经气之法,赤凤迎源为飞针取凉之法。文中提到的"先用苍龙来摆尾,后用赤凤以摇头,再行上下八指法,关节宣通气自流"口诀,阐述了操作时也可将青龙摆尾、白虎摇头二法合用以加强通经接气的作用。文中还提到"苍龙摆尾手法,补……赤凤摇头手法,泻",明确了两种手法的补泻作用。

因不同医家对"飞经走气法"存在不同认识,因此深入探究该法的内涵及应用,对于丰富刺法内容有着广泛的临床意义。鉴于此,当今医家也对该法做了不同方面的解读与阐述,主要体现在以下方面:

第一是对"飞经""走气"含义的阐释。有学者认为可以从两个方面来解析"飞经走气"词义。一是从字义上来说,飞字本义是指"鸟及虫类等在空中拍翅行动",故针法中的飞法取其义,用拇示二指在针柄搓捻,一搓一放、一合一张如飞鸟展翅之状。又,飞字"亦指物体在空中飘荡或行动",或"形容迅速如飞"(《辞源》)。《金针赋》飞经走气法用龙虎龟凤等手法催运气,使针下之气沿经脉迅速地向远处传导,其气行(走)如飞,故名,此其一义。再者,针感的传导往往呈显性和隐性交替出现的特点,尤其在过关节、经胸胁等部位时,患者不能明确说出针感传导至这些部位时的线状感觉。这一似断而续的跨越式经气感传现象,酷似中国书画笔法中的枯笔露白线条——"飞白"。"飞经走气"是针刺得气后为了使经气循经远传,包括显性和隐性交替传递,恰当合理地运用"飞经走气"针法,以促进循经感传,使之通过关节或者气血壅滞之处,从而达到气至病所的效果。

第二是对"飞经走气"概念的解释。对其内涵的理解存在不同的观点,有以下几种:"指催行经气的一些针刺手法"(安徽中医学院等编著《针灸学辞典》);"运用手法使经气循经流注,并送气到病所,叫飞经走气"(黑龙江省祖国医药研究所《针灸大成校释》);"用于治疗经络气血壅滞之证或关节附近针刺而不得气的针刺手法"(王富春《实用针灸技术》);"飞经走气的词义是运用针刺手法,使针下之气迅速地循经远传,在针感传导时呈显性和隐性交相传递的一种现象"(盛燮荪)。

第三是对"飞经走气"作用的理解。认为"飞经走气"四法为复式针刺补泻手法之一,"飞经走气"四法具有行气和补泻的作用。此外,虽然各家对"飞经走气"的解释不同,但多认为其内涵不外是《内经》调气、导气理论的具体运用和发展。飞经走气的"飞""走"均有"往来""移动""行""跑"等意,是通过一定的操作手法,达到催行经气的效果,不同的操作获得的经气反应不同。《灵枢·终始》强调调气:"凡刺之道,气调而止。"《灵枢·九针十二原》强调导气:"刺之而气不至,无问其数。刺之而气至,乃去之,勿复针。"调气和导气是毫针刺法的精华。针感的出现有快有慢,故分气速和气迟,气不至则须"待气",气不行则用各法"行气""驱运气""飞经走气"和"通经接气",以达到"驱运气血"的效果。

第二章 飞经走气法发挥

第一节 "飞经走气"词解

导读：经络之"气"可以理解为"卫气"，卫气位于血管之外，与血管傍行，类似现代医学中神经和血管傍行的特点，卫气的位置与神经的位置相一致，卫气的性质是神经功能的表现之一。卫气具有的"慓疾滑利"与"不循其道"特点，是飞经走气法中"经气所至"的具体体现。

"飞经"的"经"，原意是丝织物的"纵丝"，即纵行的主干之义，后指经脉线路。针灸学术语中，"气"多指在针刺入腧穴时或行针、留针过程中，患者感觉到的针刺部位产生凉、热、痒、蚁行、酸麻、重胀等，以及医者手下的沉紧、涩滞或针体颤动等感觉，这种感觉多沿经脉循行路线向一定方向传导，它是针刺治疗成效的关键，《灵枢·九针十二原》中说："刺之要，气至而有效。"《标幽赋》说："气速至而速效，气迟至而不治。""气"可以理解为"卫气"，《灵枢·营卫生会》说"营在脉中，卫在脉外"，"营卫相随，共周其度"是"卫气基本运行形式"，凡是有血管的地方就有卫气，这是卫气各种生理功能的基础。《灵枢·胀论》言"卫气之在身也，常然并脉"，卫气位于血管之外，与血管傍行，类似现代医学中神经，神经也和血管傍行，而卫气的位置与神经的位置相一致，所以卫气的作用也是神经功能的表现。

一是卫气具有"慓疾滑利"的性质，这是形容其运行速度特别快，此种特性平时并不显现，只有受到外界刺激时才显现，而神经冲动的反应速度最快。因此，卫气慓疾滑利的应激运行形式是神经功能的表现。毫针针刺很快就能使人体产生酸、麻、重、胀等感觉，而不出血，这是刺中了脉外卫气，符合卫气"慓疾滑利"的应激运行形式。上海中医学院 1974 年编撰的《针灸学》认为针刺得气就是刺中卫气。此外,卫气具有维持体温稳定、保证消化功能的作用,《读医随笔·气血精神论》指出:"卫气者,热气也,凡肌肉之所以能温,水谷之所以能化者,卫气之功也。"这一功能的实现,从现代医学角度看,交感神经与副交感神经是重要环节,卫气对内脏的调节功能与交感神经和副交感神经的功能一致。卫气既然对内脏有调节功能,当然对内脏也有治疗作用。《素问·五脏生成篇》载,全身腧穴"皆卫气之所留止,邪气之所客也,针石缘而去之",是指腧穴处既是卫气所在、邪气滞留处,又是针刺可以祛邪以治病的地方。

二是卫气具有"不循其道"的特点,《灵枢·营卫生会》形象地描述了卫气的这个特性,"人有热,饮食下胃,其气未定,汗则出,或出于面,或出于背,或出于身半,其不循卫气之道而出何也? 岐伯曰:此外伤于风,内开腠理,毛蒸理泄,卫气走之,固不得循其道,此气慓悍滑疾,见开而出,故不得从其道。"卫气易被激发,激发后循行速度加快,且不循"常"道,即卫气是沿几条或多条经脉同时运行。常人饮酒后皮肤很快发红,部分原因就是由于酒液激发卫气迅速到达络脉,带动营血充盈血脉的结果,即《灵枢·经脉》所说:"饮酒者,卫气先行皮肤,先充络脉,络脉先盛。故卫气已平,营气乃满,而经脉大盛。"

基于上述"气"即是"卫气"的认识,那么对于"飞经走气"理解的重点应体现在"飞"字和"走"字上。"飞"字在《说文解字》中解释为:"飞,鸟翥也。"段玉裁注:"像舒颈展翅之状。"其本义是鸟在空中拍翅的动作,后引申为飞行、快速、急促。《说文》解说道:"走,趋也。从夭、止,夭止者,屈也。"清代饶炯《说文解字部首订》称:"古文以止为足。'夭'下说'屈也'。凡人举步则足屈,走者行之疾,其足愈屈,故从夭止会意。"《释名·释姿容》:"徐行曰步,疾行曰趋,疾趋曰走。"在古代,慢慢走称为"步",快步走叫"趋",跑称为"走",《尚书·多士》:"攸服奔走,臣我多逊。""走"字本义是跑的意思,引申为趋向、走向,而现代汉语的"走"则相当于古代汉语的"步"。

可见,"飞"和"走"均有速度快的特点,这符合卫气"慓疾滑利"的特性。结合词语语境可以理解,"飞经走气法"中的"飞"和"走"应当做使动用词理解,即"使……飞""使……跑"的意思。同时,"飞经走气"还使用了互文的修辞手法,即"使经气飞、使经气跑"的意思。在古文诗句中,常常出现互文修辞,如本句互文的"秦时明月汉时关""烟笼寒水月笼沙",对句互文的"将军百战死,壮士十年归",排比互文的"东市买骏马,西市买鞍鞯,南市买辔头,北市买长鞭"及重章互文的"坎坎伐檀兮……坎坎伐辐兮……坎坎伐轮兮……(《诗经·魏风·伐檀》)"等。所以"飞经走气"按现代语言习惯应该理解为"飞走经气",即使经气飞跑,强调的是使经气快速运行。

此外,就"飞经走气法"来说,除能够使经气快速运行之外,"飞"还有飞离的意思,符合卫气"不循其道"的特性,这种现象也可以称为循经感传规律中的变异性和趋病性。包含两个方面的内容:一是使经气从针刺部位飞离并直达"病所",二是经气的传导通过关节之后,经气偏离本经而走向"病所"。无论是经气的飞离还是偏走,都是通过施以特定的针刺手法实现的,其目的是使卫气至"病所"。如尺泽为手太阴肺经的合穴,针刺时既可以引发沿肺经走行的针感,也能施以飞经走气法引发沿三焦经传导的针感,这是因为针刺时分别刺中了该穴下的桡神经浅支或桡神经深支所致。

第二节　"飞经走气"之龙虎龟凤四法

导读:《金针赋》借用"龙、虎、龟、凤"四种动物的动作比拟四种手法的操作过程,使飞经走气法形象化的同时,强调了龙、虎、龟、凤四法的操作要点。就针刺手法而言,龙、虎、龟、凤四法均为"飞经走气"而设,四法的针刺操作是关联的,其具体运用既有"形"的相似性,又有"意"的相通性。从"形"来看,苍龟探穴、赤凤迎源二法是得气之法,以寻找针感为主;就"意"而言,"龙、虎、龟、凤"四法操作时的动作要领是"慢"。"慢"的针刺内涵,第一个方面是操作手法时要认真仔细;第二个方面是进针寻气、行气的动作要轻柔和缓,做到戒急、戒猛。

"若夫过关过节催运气,以飞经走气,其法有四",当经气感传遇到关节的时候,就像遇到了大山难以翻越,此时需要行特定的手法,使经气飞过去。《金针赋》中将"飞经走气"具体为"龙、虎、龟、凤"四法,借用"龙、虎、龟、凤"四种动物的动作比拟四种手法的操作过程,使晦涩难懂的手法展现得更加直观生动,既形象化,也具有中国古文化中浪漫主义的色彩,易于被理解和接受。

一、得气之法：苍龟探穴、赤凤迎源

得气是中气穴的标志，也是气至针下的征象，更是"卫气所至"的前提。飞经走气四法中苍龟探穴与赤凤迎源是得气之法。二者的区别在于：苍龟探穴的操作幅度小，是小范围内的搜探经气；赤凤迎源的操作幅度大，是大范围的逢迎经气。

（一）苍龟探穴之象，法取搜寻四方

"探，试也"（《释言》），"探"的本意是摸取，引申为寻求、伸出、伸入。"探"这一动作的实施过程，重点是小范围、小幅度慢慢搜寻，以尽可能少的能量消耗来达到目的。用"苍龟探穴"来形容小范围搜寻经气的针法，这与古人对龟的认识有密切关系。

龟自古以来就被人们视为神灵之物，称为"神龟"，"神龟知吉凶，而骨直空枯"。"甲虫三百六十，而神龟为之长。龟形象离，其神在坎。上隆而文以法天，下平而理以法地。背阴向阳，蛇头龙颈。外骨内肉，肠属于首，通运任脉。广肩大腰，卵生思抱，其息以耳。雌雄尾交，亦与蛇匹。"（《本草纲目》）

神龟为甲虫之长，形状是很奇特的，以《易经》观物取象的方法看，龟"骨直空枯"的形体特征像《易经》八卦中的离卦（☲），而其神魄或精神却像八卦中的坎卦（☵）。外离内坎，即为《易经》六十四卦中的未济卦，"《彖》曰：'未济，亨'，柔得中也……《象》曰：火在水上，未济。君子以慎辨物居方。"未济卦上卦离为火为明为辨，下卦为坎为隐伏，取象光明之于幽暗，故曰"慎辨物居方"，即君子谨慎辨别事物，使它们各得其所。此解正合"苍龟探穴"之象。而以象征的观察方法来看，天圆地方是我们原始先民的宇宙观，龟是宇宙的象征，"上隆而文"象征天，龟的背形代表了天，"下平而理"象征地，龟足立于西北、西南、东北、东南"四极"，而不是在东、南、西、北基本方位上。"苍龟探穴"之象恰如龟足立于"四极"而搜寻四方。

此外，龟"背阴向阳，蛇头龙颈"，且许慎在《说文》中也说："龟，旧也。外骨内肉者也。从它（蛇），龟头与它（蛇）头同。天地之性，广肩无雄；龟鳖之类，以它为雄。象足甲尾之形。凡龟之属皆从龟。"龟字的上部为蛇，龟头与蛇头同，可见龟与蛇、龙有一定的关系。在中国文化中，龙是最受崇拜的，也是最具民族文化性、象征性的具象代表，而龙与蛇是近似的，龙身之象即为蛇身。无

论龙还是蛇,它们都是非常灵活的动物。由此不难推想,龟与龙蛇的关联,在于所表现动作的灵活性。

综合以上来看,"苍龟探穴"既包含龟的易象,又包括龟的体象,即龟立于"四极","慎辨物",灵活地搜寻光明于幽暗之中。而针刺手法中的苍龟探穴正是利用龟的这种特性来探寻经气。

《金针赋》:"苍龟探穴,如入土之象,一退三进,钻剔四方。""苍龟"动作慢,老龟入土时的动作"探",有"寻找"之意,表明重点在于探寻。苍龟探穴法的操作核心包含"钻"和"剔"二法:"钻"的方向明确,说明动作幅度是小范围的,行针时向前探刺搜寻针感;"剔"本义"分解骨肉,把肉刮下",指的是向后退搜寻针感。老龟入土探穴时,头朝土里钻,四爪向后刨土(剔),反复操作,如此类比行针,去搜寻最佳针感。

(二)赤凤迎源之象,法取摇进围旋

"源"字本作"原",本义从水、从原,是水流所从出的地方。《黄帝内经》中用水的源流来比喻各经脉气血运行从小到大、自远而近的特点。《灵枢·九针十二原》中说:"愿闻五脏六腑所出之处……所出为井,所溜为荥,所注为腧,所行为经,所入为合,二十七气所行,皆在五腧也。"经气初出,如水流的源头,所以称"井";经气稍盛,如水成的微流,所以称"荥";经气渐盛,如水流之灌注,所以称"输";经气充盛,如水流之长行,所以称"经";经气丰盛,宛如水流汇合,所以称"合"。经气从四肢末端向上到达头面躯干,就像水流一样由小到大。可见,经络术语中的"源"字又有"经气所从出的地方"之意。

无论是水流还是经气,所从流出的地方一般较深,因此,要想获得由"源"到"流"的效果,也就是针灸学中的"得气",一般要求起初的动作幅度得大,如逢迎之态。"迎,逢也;从辵、卬声。"(《说文解字》)这一动作特点让我们想起早前农村用于取水的"压水井",用它取水,在初期水未出时,压杆的动作要抬得高、压得低,也就是说压杆的活动幅度越大,越有助于水流的涌出。针刺操作中具有"迎源"之势,能够实现大幅度操作得气的手法当属"赤凤迎源"。

凤为百禽之长。雄的叫"凤",雌的叫"凰",总称为凤凰。凤凰是古代传说中的百鸟之王,亦称为丹鸟、火鸟、鹍鸡、威凤等。"凤,火之精也,生丹穴,非梧桐不栖,非竹实不食,非醴泉不饮,身备五色,鸣中五音,有道则见,飞则群鸟征之。"(《春秋演孔图》)

《金针赋》:"赤凤迎源,展翅之仪,入针至地,提针至天,候针自摇,复进其元,上下左右,四围飞旋。病在上吸而退之,病在下呼而进之。""赤凤迎源,展翅之仪"描述了赤凤张开翅膀作"迎源"之势的样子,"迎源"说明经气深,"展翅"可见动作幅度之大;"入针至地,提针至天",经气深故"入针至地",经气不至因此"提针至天",为再次寻气做准备,形容进针犹如赤凤饮水啄食;"候针自摇,复进其元","元"当起始讲,持针再次重复上述动作;"上下左右,四围飞旋"指赤凤展翅上下扇动、左右翻飞,在不同方向上形成"摇进飞旋"姿态。病在上部时在患者吸气时退针寻气,病在下部时则在患者呼气时进针寻气。

二、行气之法:青龙摆尾、白虎摇头

进针得气以后,难以做到下针即得理想飞经走气的针感,或需要针下"卫气所至"时,就需在苍龟探穴或赤凤迎源得气的操作基础上,施以青龙摆尾或白虎摇头之法,使针感达到预想的强度和部位。

(一)青龙摆尾之象,法取左右拨动

"麟、凤、龟、龙,谓之四灵。"龙在《礼记·礼运》中被称为"四灵"之一,是中国最具代表性的传统文化之一。许慎《说文解字》说"龙,鳞虫之长,能幽能明,能细能巨,能短能长,春分而登天,秋分而潜渊",可见,龙与天象的关系之密切。《针灸聚英》《针灸大成》等书又称"青龙摆尾"为"苍龙摆尾"。青,"东方色也。木生火,从生丹。丹青之信言象然。凡青之属皆从青。"(《说文解字》)《素问·阴阳应象大论》说"东方……在色为苍","东方曰苍天"(《吕氏春秋·有始》)、"苍,青也"(《广雅》)。青苍,既指深青色,又借指天,像天之深青色且"春分登天"者唯有青龙。

青龙是中国古代神话中的天之四灵、四大神龙之一,历经千年幻化而成。《述异记》则载言:"虺五百年化为蛟,蛟千年化为龙,龙五百年为角龙。""虺"是龙的幼年期,"蛟"一般泛指能发洪水的有鳞的龙,角龙由"蛟"幻化而成。角龙之后变为应龙,应龙又名飞龙、黄龙,是神话中的祖龙,《氏族典》言"祖龙,老龙也",祖龙才是真龙的标准。应龙之后化为青龙,在汉代瓦当之中,青龙就以生有羽翼的应龙形象出现,唐代《星经》中又说"苍龙有翼,方为真龙",认为青龙这类生有羽翼的才是真龙。

东汉王充《论衡》中言:"世俗画龙之象,马首蛇尾。"龙的形象包含着多种

动物元素,其尾则具蛇尾之象,因此,由蛇的尾巴运动可以推测青龙摆尾时的特点。"青龙"较之应龙更老,老龙的动作特点是"慢",青龙就更慢。"东方苍龙,至仁至灵,角尾之间,赫乎明庭,青旗苍玉,礼祠维肃,蜿蜿蜒蜒,来降景福。"青龙摆尾时则表现为动作慢但摆动幅度大。

《金针赋》:"青龙摆尾,如扶船舵,不进不退,一左一右,慢慢拨动。""青龙摆尾,如扶船舵",为更进一步形象生动描述青龙摆尾的动作特点,则以"扶船舵"来形容。舵是用来控制船行方向的,借用行船时对舵的控制来类比行青龙摆尾法时的摇动针柄。施术手拇指托针柄、示指压针体,"不进不退"保持针尖不动,针尖就是龙头和船舵的支点,是经气传导的激发点。左右慢慢摆动针体,好像龙在摆动尾巴,亦如摇橹行舟,一摇一摆推舟前进,催发经气通关过节,使经气循经传导至病所而去病。

(二)白虎摇头之象,法取振铃进圆

虎为百兽之长,"黄质黑章,锯牙钩爪,体重千斤,斑斓健美,吼声如雷,百兽震恐。"许慎在《说文解字》中称虎为"山兽之君",它的威猛和传说中降服鬼物的能力,使得它也变成了属阳的神兽。虎常常跟着龙一起出动,在《周易·乾卦》中就有"云从龙,风从虎"的说法。

虎也是四灵之一,是西方的代表,象征四象中的少阴,四季中的秋季,于八卦为乾、兑,于五行主金,其色白,故称"白虎","白虎者,西方庚辛金……五行感化,至精之所致也。其伏不动,故称之为虎也。""虎而白色,缟身如雪,无杂毛,啸则风兴。"

《金针赋》:"白虎摇头,似手摇铃,退方进圆,兼之左右,摇而振之。"其实不只是老虎,很多猫科动物及犬科动物,打哈欠的时候,都是把下巴抬起来,有前探画圆圈的动作,哈欠打完了,头颈又缩回来。它打着哈欠探头画圆的时间相对较长,哈欠打完后头颈缩回来的时间相对较短,这就是"进圆退方"。进圆的动作要领是"慢",退方的时候可稍快一些,所以古人描述这个动作时称其像摇铃。

"摇铃"的关键在"摇"和"振"二法,《广雅·释诂一》说:"振,动也,当动词,奋力挥手。"摇铃时先向前挥起来画圆蓄能,铃口(远端)的移动幅度大于手持的铃柄(近端);然后突然后甩,铃锤呈弧线(圆)与直线(方)的运动轨迹来敲击铃的内壁,前后(进、退)或左右击打(兼之左右),铃铛才能响得清脆,但其中"振腕"动作是技术关键。做白虎摇头法时，针尖与青龙摆尾一样，要求不可移动。刺手慢慢向前画半圆，然后较快向后退针，再使针体回位，这样有了一个画半方的动作，即大指进前往后，左右略转，这样的动作幅度相对于青龙摆尾来说比较小。

三、龙虎龟凤四法针刺操作要点

《淮南子·地形训》对于神龙、凤凰、灵龟的祖先和后代进行了详细描述："羽嘉生飞龙，飞龙生凤皇，凤皇生鸾鸟，鸾鸟生庶鸟，凡羽者生于庶鸟……介潭生先龙，先龙生玄鼋，玄鼋生灵龟，灵龟生庶龟，凡介者生于庶龟。"这段文字比较清楚地介绍了龙、凤、龟之间的亲缘关系，可以说龟与凤都是"龙"的具象化表现。而"虎"在中国文化中又是经常与龙伴行出现的，如被称为"中华第一龙"的西水坡蚌龙，就是用蚌壳精心雕刻的龙虎图案。因此，从某种意义上来说，龙、虎、龟、凤之间存在密切的关系。就针刺手法而言，龙、虎、龟、凤四法均为"飞经走气"而设，四法的针刺操作是关联的，其具体运用既有"形"的相似性，又有"意"的相通性。

从"形"来看，苍龟探穴、赤凤迎源二法是得气之法，以寻找针感为主。在针刺难以做到下针即得理想的飞经走气针感时，可以运用苍龟探穴法或赤凤迎源法，以改变针刺角度与深度，并施以小幅度的苍龟探穴法在小范围搜寻经气，或大幅度的赤凤迎源法在较大范围内探寻经气。青龙摆尾、白虎摇头二法是行气之法，既可用于加强针感，也能用于寻找针感。在使用苍龟探穴、赤凤迎源二法得到欲得之气后，如果得气感不强或未达到"气至病所"，可以用青龙摆尾法或白虎摇头法增加针感强度。

而青龙摆尾与白虎摇头二法都必须与循、摄二法同用才有效，循摄的方法、时机、力度、速度及衔接的熟练程度是关键，可反复操作。循、摄二法操作时以三指平直叩击腧穴所在经脉，速度要快，要与激发经气的每个环节都衔接有序，叩击时一般要在一条经上叩 3~5 次，每次均应叩击到所在经脉的大穴上。正如《金针赋》所说："且夫下针之法，先须爪按，重而切之，次令咳嗽一声，随咳下针。凡补者呼气，初针刺至皮内，乃曰天才；少停进之针，刺至肉内，是曰人才；又停进针，刺至筋骨之间，名曰地才。此为极处，就当补之。再停良久，却须退针至人之分，待气沉紧，倒针朝病。进退往来，飞经走气，尽在其中矣。

凡泻者吸气，初针至天，少停进针，直至于地，得气泻之。再停良久，却须退针，复至于人，待气沉紧，倒针朝病，法同前矣。"

就"意"而言，"龙、虎、龟、凤"四法操作时的动作要领是"慢"。"青""白""苍""赤"四字描绘的都是"老"的意思，龙之老，鳞片青也；虎之老，须毛白也；龟之老，甲壳苍也；凤之老，羽毛赤也。动物老了动作慢，但力度却更沉重稳健。因此，青龙摆尾时候左右拨动要慢，白虎摇头时振铃进圆要慢，苍龟探穴时搜寻四方要慢，赤凤迎源时摇进围旋要慢。

"慢"的针刺内涵，第一个方面是操作手法时要认真仔细。《灵枢·官能》明确指出："徐而安静，手巧而心审谛者，可使行针艾。"《灵枢·邪客》也说："持针之道，欲端以正，安以静，先知虚实而行疾徐。"孙思邈在《大医精诚》中也提出："夫为医之法，不得多语调笑，谈谑喧哗，道说是非，议论人物，炫耀声名，訾毁诸医。"这强调的是在进行针刺时要重视施术者及患者的精神状态，进而体察针刺时的细微变化。

施术者当专其精神，做到"治神守神"。《素问·宝命全形论》言"凡刺之真，必先治神"，《灵枢·九针十二原》中也说："粗守形，上守神。""治神守神"是进行针刺最基本的要求，在针刺治疗中居首要地位，医生在进针时要全神贯注，精力集中，"如临深渊，手如握虎，神无营于众物。"进针得气后仍专心致志于针端，使针下神气不散，"精气已至，慎守勿失，深浅在志，远近若一。"（《素问·宝命全形论》）"魂魄不散，专意一神，精气之分，毋闻人声，以收其精，必一其神，令志在针。"（《灵枢·终始》）"目无外视，手如握虎；心无内慕，如待贵人。"（《标幽赋》）

此外，"穴"是经脉气血显现于体表的特殊部位，穴又被称为"气穴"，是气血汇聚之所。"经气所在，是谓气穴。"腧穴是人体脏腑经络之气转输或输注于体表的肌肉腠理和骨节交会的特定孔隙，"一身之气，循行三百六十五穴也"，"神气之所游行出入"；也是针刺治疗疾病的刺激点与反应点，气血运行需要依赖经脉这个管道系统，正如《灵枢·卫气失常》所说："血气之输，输于诸络，气血留居。""气穴之处，游针之居"，神可随气出入于经络腧穴之中。刺之道在于"必中气穴……中气穴则针游于巷"，要想达到这种"针游于巷"的状态，针刺操作时就必须做到认真仔细，"神存心手之际"，慢慢体会"中气穴"的感觉，以得到经络腧穴中的神气，"行针者，贵在得神取气"，"神在秋毫，属意病者,审视血脉者,刺之无殆",如此才能针刺取效。

"慢"的针刺内涵,第二个方面是进针寻气、行气的动作要轻柔和缓,戒急、戒猛。《标幽赋》中说:"气之至也,如鱼吞钩饵之沉浮;气未至也,如闲处幽堂之深邃。"针刺得气如鱼吞钩。"戒急"就是操作时施术者要"必一其神,令志在针",手法轻柔,慢慢感觉针下的感觉,用心体会经气之至与不至。"戒猛"是要求针刺手法不能生硬、猛愣,不然会增加患者的疼痛感与不适感,和缓的操作才能有助于经气飞走至欲达之部位。

第三节　"飞经走气"之分经得气法的分类形式

导读:得气是针刺操作取效的前提,"气至"是在得气的基础上实现的,是疗效的有效保障。飞经走气法既可促使气至,又能调气使气至病所,根据其内涵将其具体发挥应用为分经得气法,"分经得气"和"飞经走气"都是实现"卫气所至"的具体方法。但分经得气法比飞经走气法更有针对性,分经得气法是根据针刺部位,采用苍龟探穴法或赤凤迎源法使针刺部位得气后,施以青龙摆尾法或白虎摇头法,使得气感沿施术者预期的经络传导路线到达相应部位的一种针刺方法。临床具体应用时,可分为本经得气法、异经得气法、多经得气法三种:①本经得气法又称"循经得气法",是采用龟凤二法使针刺部位得气后,施以龙虎二法使得气感沿着针刺腧穴所在的经脉走行传导的方法。此法多应用在四肢部腧穴,其得气感多与经脉的循行路线基本一致。②异经得气法是在本经得气的基础上,利用经络间的表里关系或相邻关系,通过掌握针尖方向,施以青龙摆尾法或白虎摇头法控制针感传导,使经气传至相应预定部位的针刺方法,又可具体分为表里经得气法、相邻经得气法。③多经得气法是指采用龟凤二法使针刺部位得气后,再施以龙虎二法加强行气,使针感出现在与针刺局部相关的远端多部位的方法。该法多以现代医学的神经解剖生理学为基础。

历代医家十分重视得气,《素》《难》者,医家之鼻祖",其对于得气的认识有两层含义:一是指针刺中穴位或行针手法后,产生"紧而疾""沉涩紧""轻滑慢""针下热"与"针下寒"的显性得气,"针染(游)于巷"的隐性得气或"闲处幽堂之深邃"的不得气。二是指谷气至于针下而显现的"徐而和"的气调状态,"凡刺之道,气调而止"(《灵枢·终始》),"用针之类,在于调气"(《灵枢·刺节真邪》)。《内经》强调医者手下感的重要性,在中穴辨气的基础上通过补泻手法治神调气,而达到"已补而实,已泻而虚"之谷气至的气调状态。

《素》《难》关于"得气"的经文阐述指出,"得气"的获取、判别及调整等均与治神、调气存有密切关联,二者相辅相成于医者的整个针刺过程,是"得气"取效的精要所在。这也成为历代各家认知、理解及进一步阐述"得气"的渊源。

得气有"应得之气"与"欲得之气"两种。应得之气即针刺到某一穴位上,患者有一种酸麻或触电感,这种感觉沿着该穴所联系经络走行部位而传导,一般穴位都应有此感觉才算是得气,也可称为"针下气至",与得气内涵相近。欲得之气也就是古人所说的飞经走气法要实现的,是在有了应得之气后,根据病情的需要使感觉上下窜行至欲达部位,这样反复进行可以加强刺激,使经脉通畅。无论是应得之气还是欲得之气,其重要体现就是通过针刺手法实现"卫气所至"。

"气至"是在得气的基础上实现的,是疗效的有效保障,针刺只有出现"气至病所"的反应,才能产生治疗效果。"气至病所"的表述最早见于《针经指南》:"冷补之时,使气至病所……自觉热矣。当热泻之时,使气至病所……自觉清凉矣。"元代《针经摘英集》记载了气至病所的典型例子:治偏正头痛"令人觉针下一道痛如线,上至头为度"。杨继洲在《针灸大成》中说:"有病道远者,必先使气直到病所。"

"卫气所至"是气至的最高表现,是通过一定的手法,使针刺感应向着特定部位扩延和传布,最终达到病变部位,从而获得更好的疗效。但明代以前,医家并未详述如何通过针刺操作候气至,进而激发针感以实现"气至病所"。直至明代,针刺手法的兴盛促使"得气"针刺手法达到鼎盛时期。各医家把得气理论与手法操作紧密结合,论述候气激发针感对提高疗效的影响,杨继洲在《针灸大成》中说:"用针之法,候气为先,须用左指闭其穴门,心无内慕,如待贵人,伏如横弩,起若发机。"《金针赋》说:"气不至者,以手循摄,以爪切掐,以针摇动,进捻搓弹,直待气至。"《针经指南》言:"动者,如气不行,将针伸提而已。""进者,凡不得气,男外女内者,及春夏秋冬各有进退之理,此之为进也。"

可以看出针法操作虽关乎如何候其气至,然各家观点并不尽相同。总的来说,可将后世医家发展的"催其气至"手法概括为:其一是押手催气法,包括爪切、循摄、按揉等方法,在未得气时应用诸此方法可催使针下得气。循、按法的作用相对缓和,爪切、摄法的作用则较强。其二是行针催气法,包括适度的捻转、提插、颤法、捣法、飞法、弹针、刮针等,一般频率快、幅度大、用力重者,针感可疾速而至,针感较为强烈;频率慢、幅度小、用力轻者,针感徐缓而至,不甚强烈。颤、捣、飞法针感明显,弹、刮之术针感较为平和。如杨继洲言"若气不至,或虽至如慢,然后转针取之",如果气不至,或虽至但来得很慢,进针后用捻转的方法使气至。"转针之法,令患人吸气,先左转针,不至,左右一提也。"捻转的方法是让患者吸气,先向左侧捻针,如果气不至,捻针的同时向上提针。

而针刺补泻和行气法组合成的"青龙摆尾""白虎摇头""苍龟探穴""赤凤迎源"等复合手法,既可促使气至,又能调气使气至病所。"若夫过关过节催运气,以飞经走气,其法有四",这句话说的就是我们在此基础上进行发挥应用的分经得气法。

"分经得气"和"飞经走气"都是实现"卫气所至"的具体方法,但是"飞经走气"侧重对得气手法的探究,强调如何诱发针感向远处传导,至于传导的路径并无具体要求;而"分经得气"法则对针感传导路径及得气部位都有具体要求,"得气"与"卫气所至"两者并重,体现了针灸治疗疾病"卫气所至"的原则和追求。

分经得气法虽然是从古代"飞经走气法"发展而来,但比"飞经走气法"更有针对性。分经得气法是根据针刺部位,采用苍龟探穴法或赤凤迎源法使针刺部位得气后,施以青龙摆尾法或白虎摇头法,使得气感沿施术者预期的经络传导路线到达相应部位的一种针刺方法。

分经得气法强调根据疾病症状所在的部位,针刺与经络走行相应的神经、肌肉、筋膜,此时的针感多为触电感、放射感、走窜感,上述针感沿着神经、肌肉、筋膜的传导到达病处,即选择性地使针感传到相应部位。本法要求医者熟悉经络走行、解剖结构,深谙腧穴的得气路径,做到有的放矢,而不是盲目试探。同时还必须掌握合适的针刺深度、角度和指力。

通过多年对飞经走气法的认真观察,我们认识到飞经走气法有多种形式,大体分为本经得气法、异经得气法、多经得气法三种。

一、本经得气法

本经得气法又称"循经得气法",是指采用龟凤二法使针刺部位得气后,施以龙虎二法使得气感沿着针刺腧穴所在的经脉走行传导的方法。此法多应用在四肢部腧穴,其得气感多与经脉的循行路线基本一致。

如对于颈椎病引起的手指麻木,应根据麻木的部位进行辨证选穴,并施以分经得气之本经得气法。手背拇指、示指和中指桡侧半的近节麻木疼痛,符合手太阴和手阳明的走行分布路线。(手太阴:"肺手太阴之脉……下循臑内,行少阴心主之前,下肘中,循臂内上骨下廉,入寸口,上鱼,循鱼际,出大指之端;其支者,从腕后直出次指内廉,出其端。"手阳明:"大肠手阳明之脉,起于大指次指之端,循指上廉,出合谷两骨之间,上入两筋之中,循臂上廉,入肘外廉,上臑外前廉。")同时桡神经为臂丛后束发出的神经分支,在肱骨外上髁前方(尺泽穴)分为浅支和深支两终末支,浅支下行分布于手背桡侧半皮肤和桡侧三个半手指近节背面的皮肤。因此,上述部位的麻木疼痛病在手太阴及手阳明,也是桡神经受压的表现,根据经络及解剖位置可以选取尺泽穴。尺泽为手太阴肺经合(水)穴,在肘横纹中,肱二头肌腱桡侧凹陷处。尺,小也;泽,池也。因此,在尺泽穴施以苍龟探穴法,得气后用青龙摆尾法可使针感传达至拇指、示指和中指桡侧半的近节。

若症状表现为手掌拇指、示指、中指、环指桡侧半及手背示指和中指末两节麻木疼痛,符合手少阳及手厥阴的循行。(手厥阴:"心主手厥阴心包络之脉……循臑内,行太阴、少阴之间,入肘中,下臂,行两筋之间,入掌中,循中指,出其端;其支者,别掌中,循小指次指,出其端。"手少阳:"三焦手少阳之脉,起于小指次指之端,上出两指之间,循手表腕,出臂外两骨之间,上贯肘。")同时正中神经于肘窝后穿行于前臂正中指浅屈肌、指深屈肌之间,穿掌腱膜深面至手掌,分成数支指掌侧总神经。因此,上述部位的麻木疼痛病在手少阳及手厥阴,也是正中神经受压的特征,此时可以选择针刺曲泽穴。"曲",隐秘也;"泽",沼泽也。曲泽之名,意指心包经气血在此汇合。因此,可在曲泽穴施以先龟后龙的本经得气法。

若症状为环指和小指麻木疼痛,则病在手太阳及手少阴,心经和小肠经循行所过的上肢部尺侧是尺神经的支配区,尺神经沿肱二头肌内侧沟随肱动脉下降(青灵),至臂中部离开此动脉转向后下,经肱骨内上髁后方尺神经沟至前臂(支正),在前臂行于尺骨尺侧与尺侧腕屈肌之间(通里、阴郄、神门),然后入手掌侧。因此,环指和小指的麻木疼痛结合经络及解剖位置,可以选取青灵穴施以本经得气法。青灵是手少阴心经的常用腧穴之一,出自《太平圣惠方》,《医学入门》作青灵泉。此穴为脉气生发之处,因此,应用时先施以赤凤迎源法得气,然后主以白虎摇头法使针感向小指放散。

二、异经得气法

"飞经走气"之"飞"还有飞离的意思,符合卫气"不循其道"的特性。既可使经气从针刺部位飞离并直达"病所",又能使经气的传导通过关节之后,出现经气偏离本经而走向"病所"。这是异经得气的重要依据。异经得气法是在本经得气的基础上,利用经络间的表里关系或相邻关系,通过掌握针尖方向,施以青龙摆尾法或白虎摇头法控制针感传导,使经气传至相应预定部位的针刺方法。据此又可将异经得气法具体分为表里经得气法、相邻经得气法。

(一) 表里经得气法

表里经得气法是基于表里经经气相通的原理。十二经脉按照手太阴 - 手阳明、足太阴 - 足阳明、手少阴 - 手太阳、足少阴 - 足太阳、手厥阴 - 手少阳、足厥阴 - 足少阳的相配方式组合为三阴经与三阳经六对互为表里的经络联属关系。表里经所联系脏腑在位置上邻近相连,在经络上有络脉相通,在阴阳的转化、互补、平衡上有特殊联系,从而具有互补协同气化的作用。

表里经在生理上有很多特点和规律:①表里经循行方向相反。在手经中,阴经向远端行走、阳经向近端行走;在足经中,阴经向近端行走、阳经向远端行走。②在手指和足趾表里经共用同一条动脉。在手指和足趾,表里经共用一条小动脉。如果认为经络是微循环管网状结构,按照一条小动脉伴随有两条静脉的解剖规律,在这条小动脉旁边就会伴随有两条微循环管网状结构(或称经络)。这种共用一条小动脉的现象构成了经络的阴阳关系或表里关系。如一侧的微循环开放,会使小动脉血压下降,另一侧则不易开放。中医说的阴盛阳衰或阳盛阴衰的阴阳对立特点可以表现于此。③络穴的经络感传是向表里经同时传导的。刺激络穴可以诱发出本经的经络感传,也可以诱发出相表里经络的感传,这种现象可能与该穴兼有表里两经的固有频率有关。④表里经在经络循环中或正或反的接续着。⑤表里经在脏腑的经络感传大都是兼通相表里的脏腑,大部分的经络在内脏的感传既到本经的脏或腑也到达相表里经的脏或腑。⑥表里经的感传大都通向本经和相表里经的背俞穴。一条正经的感传可以到达本经的背俞穴,也可以到达相表里经脉的背俞穴。背俞穴是表里经通向脏腑的背部入脏点,通过这个双经入脏点加强了表里两经的联系。

由于表里经脉在解剖和生理上的诸多联系和特点,致使在病理上也会有明显的反映,其中最大的特征是表里经脉的对立性倾向,在《灵枢·经脉》中记载了表里经相反的治疗原则。当阳经反映的证候出现虚弱或寒证的表现,或者阳经本身经络反映出现虚弱或寒证的现象,取相表里的阴经治疗。当阴经出现实证热证时,可以选用相表里的阳经泻实清热。

表里经的关系极为特殊,在经络治疗中,表里经的应用比较广泛。一条经络有病,就可以选用与其相表里经脉上的穴位施以分经得气法。如支正为手太阳经络穴,"手太阳之别,名曰支正。上腕五寸,内注少阴;其别者,上走肘,络肩髃。"支正穴在前臂背面尺侧,当阳谷与小海的连线上,腕背横纹上 5 寸。支指支别,正指正经,手太阳经络脉由此别离正经走向手少阴经。在治疗相关病症时,可取穴施以苍龟探穴法,出现本经得气后,调整针尖朝向手少阴心经远心端方向,再施以青龙摆尾法,即可得沿心经方向走行至环指和小指掌侧面的针感。

(二)相邻经得气法

相邻经得气法是基于相邻经络的经气相通原理,《灵枢·逆顺肥瘦》说:"手之三阴,从脏走手;手之三阳,从手走头;足之三阳,从头走足;足之三阴,从足走腹。"按照阴阳的三分法,一阴分为三阴:太阴、厥阴、少阴;一阳分为三阳:阳明、少阳、太阳。胸中三脏,肺为太阴,心包为厥阴,心为少阴,其经脉皆行于上肢,并依次分布于上肢内侧的前、中、后线;与此三脏相表里的大肠、三焦和小肠,则分属阳明、少阳和太阳,其经脉依次分布于上肢外侧的前、中、后线。腹中三脏,脾为太阴,肝为厥阴,肾为少阴,其经脉皆行于下肢,并依次分布于下肢内侧的前、中、后(在小腿下半部,足厥阴经在前线、足太阴经在中线);与此三脏相表里的胃、胆和膀胱,其经脉分别为足阳明经、足少阳经和足太阳经,依次分布于下肢外侧的前、中、后线。

就经脉循行及三阳经之部位而言,手、足阳经分别是相连的,太阳为三阳之表,故而主开;阳明为三阳之里,故而主阖;少阳为三阳之半表半里,故而主枢。从经脉循行及三阴之部位而言,太阴为三阴之表,故而主开;厥阴为三阴之里,故而主阖;少阴为阴经之枢机,故而主枢。而在《灵枢·根结》中,还论述了手足三阳经脉的根、溜、注、入,都根于本经井穴,都入于颈项部穴位,又都交会于督脉的大椎穴,六阳经彼此交会联系。三阴三阳开阖枢的关系,将六经开阖枢阴与阳对、手与足对,太阳、太阴皆属"开",太阳偏重布气,太阴则侧重运化;阳明、厥阴皆属"阖",阳明主受纳通降,厥阴司阴血潜藏;少阳、少阴皆属"枢",少阳偏于枢气,少阴偏于枢血,彼此在功能上协调呼应。因此可见经络主要是通过"开阖枢"将相邻的三阴经、三阳经联系起来。

具体应用以选用环跳穴治疗坐骨神经痛等病症为例,可以针对不同类型的坐骨神经痛,采用分经得气之相邻经得气法刺出相应的经脉传导。环跳为足少阳与足太阳之会,"胆足少阳之脉,起于目锐眦",循行头、身、下肢侧面,终于第四趾;胆经病候"是主骨所生病者",膀胱经病候"是主筋所生病者"。若风寒湿等外邪侵袭肌表,则少阳主枢、太阳主开的功能失调,经气不得畅通,以致出现坐骨神经痛等症。

根据坐骨神经痛在下肢不同区域的表现可以分为不同类型:阳明少阳型,即腓总神经痛,以小腿外侧疼痛为主要表现;太阳少阴型,即胫神经痛,以小腿后面及足底疼痛为主要表现;阳明少阳、太阳少阴混合型,即腓总神经痛、胫神经痛混合型,以整个小腿疼痛为主要表现。取环跳时,若属阳明少阳型,针尖微微向外以刺中腓总神经支,使针感沿下肢外侧和前面传导至足背,这样能转少阳之枢,以祛半表半里之邪;若属太阳少阴型,针尖微微向内以刺中胫神经支,使针感沿下肢后侧往下传导至足心或足大趾,助太阳之开,以散表邪,通阳疏风、散寒祛湿;若属混合型,施以赤凤迎源法,针尖应微向外刺以转少阳,后再微向内刺以开太阳,使得下肢外侧、前侧、后侧均有针感。

三、多经得气法

多经得气法是指采用龟凤二法使针刺部位得气后,再施以龙虎二法加强行气,使针感出现在与针刺局部相关的远端多部位的方法。该法多以现代医学的神经解剖生理学为基础。

如风池穴属于足少阳胆经,胆经"上抵头角,下耳后,循颈",故风池穴有治疗头面五官、颈项及肩背部疾病的近治作用。《针灸甲乙经》中说风池"在颞颥后发际陷者中,足少阳、阳维之会……",表明风池穴为阳维脉的交会穴,阳维脉维系诸阳经,主表,故风池穴能治疗风邪所致之表证,可令少阳之邪转枢于太阳而外解。阳维脉又通督脉,督脉入络脑,"脑为元神之府",故风池穴亦可治疗神志类疾病。此外,肝胆互为表里,肝为风木之脏,易化火生风,上扰清窍,胆附于肝,肝胆之火易循经上扰,古有"诸风掉眩,皆属于肝"之说,凡眩晕、中风等由内邪引起者皆可选用风池治之。治疗上述不同病症时,风池穴的针刺要点是以赤凤迎源法较大幅度地调整针尖方向刺中不同的神经径路,得气后再施以青龙摆尾法或白虎摇头法使针感传导至相应部位。

风池穴的神经径路与颈3神经后支、枕小神经干或枕大神经分支的外侧支、枕下三角外侧、颈后神经丛、椎动静脉丛等关系密切,不同的针刺深度与不同的针刺感应关系密切:针刺深度达0.1~0.5寸时,针感方向与颈3神经后支的走行一致,针感分布在局部;针深达0.6~1寸时,针感方向与枕小神经干或枕大神经分支的外侧支关系密切,针感可传至耳后、头顶;针深达1.1~1.5寸时,针感与枕下三角外侧、颈后神经丛、椎动静脉丛关系密切,针感可从穴位局部经耳后传向颞区、眶外方。

具体操作:①治疗鼻病,针刺方向刺向鼻尖平耳垂水平略斜向下,深度为1~1.5寸,使局部有酸胀感。②治疗咽喉病症,针尖应向喉结,使局部有酸胀感。③治疗眼疾、偏头痛,风池的进针点应稍靠外,针尖指向眼睛,使针感沿侧头胆经直达头临泣或阳白,此针感传导区分布有枕小神经、枕大神经和面神经颞支,部分患者即感眼前明亮。④治疗耳病和乳突部病症,风池的进针点应再靠外些,使针感直达耳后乳突部,即胆经的天冲、浮白、头窍阴等穴的分布区,此针感传导区分布有耳大神经。⑤治疗颈椎病、落枕等头项强痛,风池可平刺透风府,使后项及肩部有酸胀感。

分经得气法是驾驭针感治疗疾病的关键环节,多用于四肢部腧穴,治疗周围神经系统和运动系统疾病疗效确切,因为四肢部位的周围神经定位较为准确,并且也容易刺到周围神经。此外,胸腹部部分腧穴也能采用分经得气法实现"气至病所",如针刺中极、关元等腹部腧穴治疗泌尿生殖膈疾病时,要求针感放散到生殖器末端。

需要注意的是,在治疗过程中医者要用心体会,应多次和患者沟通,找出最适合患者的针感。但并非所有的患者都适合分经得气的针刺方法,比如年老体弱或惧怕针灸者往往不能耐受产生的触电感和放射感,故此类人群疗效不佳。此外,针刺前医者一定要仔细检查针身是否光滑,针尖有无钩刺;在针刺穴位处患者如果出现放射感或触电感后便停止行针或减轻刺激量。

第四节 "飞经走气"之驾驭针感法

导读:针感是针刺"得气"后可体察的表现之一,是决定针刺疗效的关键因素之一。针感遗留是产生疗效的重要组成部分,遗留针感法即是针感遗留现象的合理运用,通过医者施以相应手法使患者出针后的针感遗留延长,该法适用于实证、热证、痛症。遗留针感法的合理应用是提高疗效的重要方法之一,是为了延长针刺的作用时间,提高临床的远期效果。对于施术者来说,用什么样的手法、让患者产生什么样的针感,是决定疗效的关键。这就要求医者必须掌握驾驭针感法,根据患者情况选择合适的针刺强度、深度、方向、留针时间、出针方式及是否分经得气以得到适合患者的针感。驾驭针感法既强调与患者互动的治病理念,又重视技法的应用,如分经得气法、强针感法、弱针感法、阳性出针法、阴性出针法、消除针感法等。

针刺临床疗效的发挥既取决于腧穴的特异性,也依赖于针刺手法(刺激量)。可以说腧穴特异性对针刺的临床疗效有着"质"的影响,而针刺手法(刺激量)对针刺的临床疗效则有着"量"的影响,二者的关系犹如方剂中药物组成与剂量的关系。应用针刺治病要想取得疗效,首先应选用相应的腧穴或处方,再施用适当的手法以产生恰当刺激量,才能得到相应的效果,二者缺一不可。

腧穴的相对特异性决定了针刺的治疗作用,所谓腧穴的相对特异性是指某一腧穴或某一处方对某类病症相对于其他腧穴或处方有效,其基于"经脉所过,主治所及"和医家经验,如《黄帝内经》《帛书》中有"灸某脉"及"针某脉"之法,另有灸至阴矫正胎位之验穴。正是这些特点指导人们不断探索寻找最佳腧穴和处方以达到最佳治疗效果。

针刺手法(刺激量)能够促进腧穴特异性的发挥。在选穴正确基础上,给予恰当的刺激量即可达到预期效果,取得补虚泻实的疗效。刺激量、刺激强度(提插的深度与频率、捻转的幅度与频率)均与刺激持续的时间呈正比。有效刺激量是在"得气"并"气至"基础上实现的。有效刺激量在临床上的表现主要体现在医生、患者的主客观两方面。对于施术者来说,用什么样的手法、让患者产生什么样的针感,是决定疗效的关键。在治疗过程中,虽然医生起主导作用,但是给予患者恰当的针感是术者必须准确把握的。对于施术者而言,让患者选择性地产生想要的针感是取得疗效的关键。

针感有不同的性质、强弱与得气部位,医者必须根据患者情况选择合适的针刺强度、深度、方向、留针时间、出针方式及是否分经得气以得到适合患者的针感,我们称之为"驾驭针感法"。驾驭针感法可让患者得到最舒服、最有效的针感,是治病理念与多种针刺方法的集合。

本法有两项内容,第一项内容是治病理念,强调与患者的互动,医生需要在针刺的时候,真诚、仔细询问患者每次针感的强度与疗效的关系,不断调整技法。如取双侧内关透间使、郄门、神门治疗失眠时,一般采用轻刺激,不要求产生强烈针感,但是有些失眠患者病情较重,轻刺激显效不佳,故针刺时与患者沟通,让其反映和接受稍强的针感,效果更佳。第二项内容是技法,主要有分经得气法、强针感法、弱针感法、阳性出针法、阴性出针法、消除针感法等。仔细观察针感与疗效的关系是第一位的,技法是第二位的。理念与多种技法有机结合方能提高疗效。

一、局部酸胀法

局部酸胀是最易产生的针感,局部酸胀法是指针刺时患者自觉穴位周围有不同程度酸胀感的一种针刺方法。本法的主要操作手法是捻转,常用于肌肉丰厚的四肢或者腰腹部,其适应证非常广泛,局部酸胀法主要用于治疗内脏病、肌肉病、筋膜炎等。如中脘、内关、足三里治疗胃脘痛;内关、郄门治疗心悸、心痛;神门、三阴交治疗失眠;天宗、秉风、阿是穴治疗肩周炎;大肠俞、气海俞、阿是穴治疗腰痛等。

但酸胀的程度因患者体质、疾病性质的不同而存在一定的差异。一般说来,体壮病实者的酸胀感宜强,老年人、小儿、体弱病久者的酸胀感宜弱;治疗脏腑病如胃脘疼痛,新病痛甚者酸胀感宜强,久病痛缓者酸胀感宜弱。必须指出,酸胀感的轻重,应以患者的感觉为主。因为同一刺激量,不同的患者产生的感觉差异很大。治疗肌肉神经性疼痛如骨骼肌疼痛、筋膜炎等时,可与阻力针法、合谷刺相结合,多种方法配合可发挥协同作用产生更佳的疗效。

此外,疼痛也是针感,针刺一部分腧穴时,患者只有疼痛的感觉,如十宣、十二井之类。现在许多研究都证明,虽然只有疼痛感,却可出现明显的循经感传。临床实践更证明,针刺只有疼痛感觉的穴位,确有明显的临床疗效。常用的手法是点刺、捻转。如十宣、十二井常用于神志病、指端麻木等;至阴治头痛、痛经;隐白治崩漏;大敦治疝气;少泽治乳痈;少商、商阳治咽喉肿痛等都是通过疼痛感实现的;中风手指不能伸,有时针刺井穴能收到立竿见影之功。

二、针感遗留现象与遗留针感法

针感是指针刺入患者机体腧穴或部位,施以一定的行针手法后,针刺部位产生的感应。"针感"一词在中医古籍中鲜有出现,可以说"针感"是现代针刺研究过程中提出的新名词,在中医古代医籍中多称为"得气""气至"。

将受刺者的酸、麻、胀、痛等感觉视为得气或气至,源于清末署名江上外史的《针灸内篇》,凌氏传人在记述凌云的学术观点时明确提出了针刺后的感觉:"凡针入穴,宜渐次从容而进,攻病者知酸知麻知痛,或似酸似麻似痛之不可忍者即止。"直至民国时期才有将"针感"等同于气至的论述,民国时期著名针灸学家承淡安的《中国针灸治疗学》中说:"医家运针,必待气至,病者觉针下酸重,医者捻动针柄亦觉针下沉紧之象是也。"在讲到施行捻转刺法时,承淡安进一步指出:"每捻只针柄半转,非若轮之旋转不已,一方问病者觉有酸重散出否,苟只觉痛或痛与酸皆不觉,可将针微深入或退出些而捻运之,待患者觉酸重之后二三分钟,然后拔出再刺他穴。"这可能就是现代针灸临床凡得气皆谓酸、麻、胀、痛的原因所在。

　　而这种"针感"和《黄帝内经》所论的"得气"不同,针感有强弱之别,得气没有强弱之分。针感只是针刺"得气"后可体察的表现之一,是决定针刺疗效的关键因素之一。"针感"包括患者对针刺局部或较大范围的感觉及医者手指所感觉到的针下反应。患者的针感性质十分丰富,主要有酸、麻、胀、重、凉、热、触电感、跳跃感、蚁走感、气流感、水波感和不自主的肢体活动。感觉的性质与机体反应性、疾病的性质及针刺部位密切相关。如针刺到肌肉、肌腱、骨膜等部位时,产生酸胀沉重等感觉;针刺到神经附近时,产生麻感等。医者手下可感知沉涩紧或如鱼吞钩的感觉。

(一)针感遗留现象

　　《灵枢·经脉》说"热则疾之",这是针灸治疗热病的重要原则之一。《灵枢·九针十二原》中说:"刺诸热者,如以手探汤。"两者均是对针刺入人体后留针时间长短的描述。治疗热证时,针法轻而浅,如用手探汤一样,接触后立即离开,说明留针时间短。

　　"疾"与"急"通,即指急刺急出之义,"疾"是指针刺时快进快出,"以手探汤"也形象地表明针刺手法的轻巧快速,急刺急出不留针。急刺急出而不留针,就可以产生针感遗留现象,在《黄帝内经》阶段已经对遗留针感的作用有了明确记载。

　　然而,针感遗留现象是作者在50余年前偶然发现的,作者强刺激环跳穴后不留针,患者诉下肢酸麻重胀的针感保留了十几小时,并且使坐骨神经痛得到了很大缓解。由此,作者开始不断深入观察研究,使这一方法逐渐完善,并将其命名为"遗留针感法",而且在临床中找到了更多可以产生遗留针感的腧穴。

　　通过多年的临床观察发现,针感遗留现象与患者体质有关。用同一种刺激量刺激不同的患者,或者在同一患者不同的病程阶段,该刺激量所产生的针感有时差别很大。有的患者感觉疗效显著,无不适感,此时可以继续应用本法;有的患者则因针感过强而感到不舒服,此时医者就应该改用其他针刺方法。总之,遗留针感要以疗效为依据。

(二)遗留针感法

　　遗留针感法即是针感遗留现象的合理运用,医者通过施以相应手法使患者出针后的针感遗留时间延长,称为遗留针感法。遗留针感法适用于实证、热证、痛症;由于患者正气不虚,耐受力较强,既易产生针感遗留现象,也易于接受本法。如对高热、便秘、淋证、急性泄泻、痢疾、胃痛、坐骨神经痛、关节疼痛等病症有较明显的泻实、退热、止痛的作用。

而对于虚证,如失眠、心悸、眩晕等,尤其是阴虚或对针刺过于敏感者不宜使用本法,阴虚之人往往对针刺很敏感,产生针感较快,对于此种患者施行遗留针感法后,不仅起不到应有的治疗作用,反而会加重病情。此外,还有一些患者,虽不属于阴虚之证,但对针刺过于敏感,耐受力很差,过强过久的针感会导致痛苦,同样起不到治疗作用。

遗留针感法的合理应用是提高疗效的重要方法之一,根据病情不同,可采用强、中、弱三种遗留针感法,针感遗留的时间,短者可保留1~2个小时,长者可保留十几个小时,针感遗留的时间很难预测,在治疗过程中要不断和患者沟通,调整刺激量,达到患者既能忍受,又能提高疗效的遗留针感。

遗留针感法是为了延长针刺的作用时间,提高临床的远期效果。但必须指出,遗留针感的时间不是越长越好,应该掌握合适的度,有些患者应用本法不但不能提高疗效,反而会加重痛苦,有的患者没有刻意使用遗留针感法也会产生很强的遗留针感。可通过久留针或轻微散刺腧穴周围皮肤等方法消除或减弱遗留针感。要想做到遗留针感,必须掌握几个要素:一是选能出现强针感的腧穴,这些腧穴基本都位于神经干上;二是要用强刺激,使患者产生很强的针感;三是要用阳性出针法。

三、加强遗留针感法

(一) 强刺激,不留针法

产生遗留针感的方法是强刺激、不留针,加强遗留针感亦可进一步采用强刺激。所谓强刺激,就是指医生操作时的提插、捻转幅度大,速度快,针感强。强针感是指患者酸麻重胀的感觉强烈。针感的部位可以是针刺局部的,也可以是分经的,也就是上文所说的分经得气处。如用分经得气法针刺环跳穴,患者的相应部位都有强烈的针感,用大幅度、高频率、长时间的捻转或提插手法。局部酸胀以捻转手法为主;分经得气法以提插手法为主。适用于剧痛、顽疾等病症,且患者体壮、耐受力强,如剧烈的头痛、三叉神经痛、坐骨神经痛、急性胃炎等,其他如肩周炎、腰背筋膜炎、落枕、急性腰扭伤等。如果无较强的针感产生,则达不到遗留针感的目的。

　　所谓不留针,是指依上法操作得到较强针感后立即出针。经临床观察发现,即使产生很强的针感,如果静留针20~30分钟,在出针后一般不会有针感遗留。因此,不留针是产生针感遗留现象的又一重要条件。或在针刺取得较强针感后留针,但在出针时必须再做初入针时的手法,使患者重新出现较强的针感,此时立即出针,仍然可以产生针感遗留现象,本法为上法的变法。实践证明,在四肢部位易产生针感遗留现象,尤其是那些易产生较强针感的腧穴,如上肢的合谷、曲池、外关、支沟、后溪、腕骨、内关、间使、郄门、孔最、鱼际等,下肢的秩边、环跳、殷门、委中、足三里、阳陵泉、三阴交、太溪、丘墟等。

(二) 间歇行针法

　　间歇行针法又称"动留针法",即将针刺入腧穴先行针,待气至后,留置一定时间,在留针时间内反复运针。本法的作用在于增强针刺感应,达到补虚泻实的目的,正如《针灸大成》所言"病滞则久留针"。此外,临床用于针后经气不至者,可边行针催气、边留针候气,直待气至。医者对留针必须重视,首先要排除不适于留针的患者,如不能合作的儿童、惧针者、初诊者、体质过于虚弱者;其次要排除不宜留针的部位,如眼区、喉部、胸部等;再次要排除不适宜留针的病情,如尿频、尿急、咳喘、腹泻等病症,对需要留针、可以留针者,在留针期间应时刻注意患者的面色和表情,防止晕针等意外发生。

　　动留针法是在留针过程中间断地行针,但是根据不同病情,留针的时间也不同,一般分为两种类型:

　　1. 短时间动留法　目的在于延长针感的保持时间,凡患者身体健康、正气不虚、病情不急者都可采用。适应证比较广泛,如肩关节周围炎、中风后遗症、妊娠恶阻、痛经、各种耳鼻喉疾患等皆可用之。具体操作方法一般是留针20分钟,在留针至10分钟时行针一次,使针感略弱于初针之时的针感。

　　2. 长时间动留法　目的在于使针感保留时间比短时间动留法的针感保留时间更长。适用于某些疾病的发作阶段,或一些急性痛症,或某些疾病如不及时治疗很快就要转重者,如支气管哮喘、破伤风、急性胃脘痛、急性痢疾、急性阑尾炎、急性胆囊炎、急性坐骨神经痛等症。具体操作方法是留针几小时至几十小时不等,每隔 10~30 分钟行针一次,并在病症发作时及时行针。如急性菌痢,在留针过程中逢有便意时,及时施行捻转手法,便意即可消失。

(三)阳性出针法

阳性出针法,即留针至规定时间后,出针时施以提插、捻转等行针手法,使患者针感如初针之时后立即出针。本法源于《内经》之"疾刺疾出",经查阅相关资料,"阳性出针法"一词是本书作者在杂志上首先提出的。

该针法目的是使出针后有针感遗留,以延长针刺效果,适用于各种实证、急症及体质强壮者。据临床观察,用阳性出针法患者多有针感遗留几小时至十几小时不等,或更长时间,必须注意的是,一定要观察患者下次就诊的反应,或仍坚持本法,或改用阴性出针法。

四、消除遗留针感法

(一)弱刺激,久留针法

由于同一腧穴采用不同的针刺法所刺激的解剖结构不同,其功效和主治也不尽相同。弱刺激是在针刺穴位时避免刺中穴位所在部位的神经,仅产生较弱的针感,患者酸麻重胀的感觉很轻。针感的部位可以是针刺局部的,也可以是分经的。如用分经得气法针刺环跳穴,患者的相应部位都可以有很弱的针感,用小幅度、低频率、短时间的捻转或提插的手法。局部酸胀以捻转手法为主;分经得气法以提插手法为主,适用于体弱、耐受力差的患者。有些患者的病情并不严重,但若针感过强,反而易产生不适,如抑郁症、失眠、更年期综合征等。

静留针法是指针刺得气后留针一定时间,让其自然地留置穴内,中间不行针,到时出针。临床多用于对针感耐受性较差的慢性、虚弱性患者。正如《素问·离合真邪论》所说"静以久留",久留针可以使气至,《灵枢·九针十二原》:"刺之而气不至,无问其数。刺之而气至,乃去之,勿复针。"所谓"刺之要,气至而有效",久留针可以徐徐引经气来聚,从而加强针刺作用,尤其在治疗一些虚寒证时,久留针可引阳气而散寒,如偏瘫硬瘫期的患者一般上肢屈肌痉挛,这时可以采用痉挛肌久留针的方法缓解拘挛。对于一些慢性疾病如小儿慢性腹泻、慢性鼻窦炎等病,也可通过延长留针时间来增加刺激量。留针时间可延长至 1 小时至数小时,久留针需给患者提供一个安静的环境,更有助于患者治神。如治疗属于偏寒性的各种病症,要注意室内温度,给患者盖暖;治疗神经衰弱、癔病、精神分裂症时要保持周围环境的安静;治疗乳汁不足症时,要让患者喝热水、热汤,以鼓舞胃气等。

此外,久留针还能宣泄邪气,病情属虚或寒需行补法时,按照"寒则留之"的原则,也应该用本法。《灵枢·逆顺肥瘦》:"年质壮大,血气充盈,肤革坚固,因加以邪,刺此者,深而留之。"对于邪气偏盛的患者,久留针可以宣泄邪气,缓急止痛,其针感会随着留针时间而减弱,如针刺急性腰扭伤的患者可以久留针,更有利于局部凝滞气血的宣散。

由于体质、病情不同,留针时间也不同,一般可分为两种类型:

1. **短时间静留法**　目的在于缩短针感遗留时间,适用于各种慢性病而体质脆弱不能忍受强刺激者。如神经衰弱、神经官能症、胃溃疡、更年期综合征等。具体操作方法是留针 20 分钟至 1 小时,中间不行针。

2. **长时间静留法**　目的在于延长针刺作用的时间,现在的皮内针即为此法而设。适应证广泛,主要是在便于留针的部位施行。比如小儿慢性腹泻,除了常规针刺治疗外,还可在百会穴处长时间静留针;慢性鼻窦炎可在上星、印堂穴及压痛点上长时间静留针;头痛可在太阳穴及压痛点上长时间静留针;小疖肿可在局部长时间静留针等。具体的操作方法是用强刺激手法,每穴捻转提插 2 分钟,留针几小时至几十小时,出针时仍按上法操作。

(二) 同穴轻刺久留法

留针是毫针刺法的一个重要环节,对于提高针刺治疗效果有重要意义。通过留针,可以加强针刺感应和延长刺激作用,还可以起到候气与调气的目的。在大多数情况下,针感强弱程度和疗效呈正相关,但对于某些患者,针感过强反而疗效不佳。如某神经衰弱患者初起治疗时选取神门、内关、三阴交等穴位,都产生很强针感,患者反馈睡眠质量更差了,此时可再次针刺上一次针刺后遗留有针感的腧穴,但需要注意采用轻刺激的方法,不实施手法,针刺避免产生放射感,同时配合久留针直至上一次针感消除。

（三）阴性出针法

阴性出针法,即留针至规定时间后,出针时不施以任何手法,动作缓慢轻柔,尽量使出针后局部没有遗留针感。目的在于出针后无针感遗留,适用于身体虚弱、针感遗留可导致身体不适的某些慢性病。如神经官能症、更年期综合征、胃溃疡等。短时间静留法所治疗病症多采用阴性出针法。

第三章 飞经走气法操作常用腧穴

导读:"腧穴所在,主治所在",基于中医传统经络理论及现代解剖生理知识,将腧穴位置与神经、肌肉、脏腑投影等解剖组织结构相结合,是实现腧穴分经得气及驾驭针感的解剖基础。

第一节 手三阴经腧穴

一、手太阴肺经

1. 尺泽(合穴)

【定位】在肘前侧,肘横纹上,肱二头肌腱桡侧缘凹陷中。

注:屈肘,肘横纹上,曲池与曲泽之间,与曲泽相隔一肌腱(肱二头肌腱)。

【主治】①宣肺解表,止咳平喘:外感病,咳嗽,喘息,短气,咯血,咽喉肿痛等;②疏通经络,舒筋缓急:肘关节疼痛,前臂及手指麻木,肩关节活动不利,腕下垂,前臂皮肤感觉障碍等;③宣降肺气,调气和中:急性吐泻;④祛风解表,活血凉血:肺卫不调所致的各种皮肤病。

【刺法】直刺0.5~1寸。

【针感】本穴位于肱二头肌肌腱桡侧缘,肱桡肌起始部。浅层有前臂外侧皮神经的分支,深部有桡神经及其分支。在治疗上肢运动和感觉功能障碍时,在患者能够耐受的基础上,要求得到向前臂放射的针感。桡神经在此处已经分为桡神经深支和桡神经浅支。故在尺泽穴针刺时,可以有两种感传:①紧贴肱二头肌桡侧缘可以针刺到桡神经浅支,使针感传至拇指和示指的指尖,与手太阴的经脉分布一致,即从桡神经浅支分出的指背神经,分布到桡侧2个半手指的皮肤。针刺时可以使针感传至桡侧手指的皮肤,治疗手背桡侧皮肤的感觉障碍。②稍靠外少许针刺可以针刺到桡神经深支,使针感传至前臂的桡侧和手背中央稍靠尺侧,这是经络未及之处,可以联系现代神经解剖来理解:桡神经深支大部分分布到前臂桡侧深层的肌肉,桡神经深支在旋后肌的分支(骨间背神经)分布到手背肌肉,针刺时可以使针感传至手背,治疗腕关节和手指关节的活动障碍。如治疗桡神经损伤后的垂腕,中风后前臂伸肌无力导致的腕关节、掌指关节及指关节屈伸不利。此外,针刺至肱二头肌肌腱可刺激肌肉收缩,引起局部酸胀感。

2. 孔最(郄穴)

【**定位**】在前臂前外侧,腕掌侧远端横纹上 7 寸,尺泽与太渊连线上。

注:尺泽下 5 寸,即尺泽与太渊连线的中点上 1 寸。

【**主治**】①肺系疾患:咳嗽,咯血,喉痹,短气等;②上肢疾患:手指或前臂麻木,手腕痉挛不能伸,前臂旋转不利,肘关节、肩关节活动不利。

【**刺法**】直刺 0.5~1 寸。

【**针感**】孔最位于肱桡肌处,在旋前圆肌上端之外缘,桡侧腕长、短伸肌的内缘;布有前臂外侧皮神经、桡神经浅支。治疗前臂活动不利或手指麻木时,针感可沿手太阴肺经传至前臂和手部,与桡神经和前臂外侧皮神经走行一致。刺激肱桡肌引起收缩时,可产生局部酸胀感。

3. 列缺(络穴,八脉交会穴、通任脉)

【**定位**】在前臂外侧,腕掌侧远端横纹上 1.5 寸,拇短伸肌腱与拇长展肌腱之间,拇长展肌腱沟的凹陷中。

【**主治**】①肺系疾患:咽喉肿痛,咳嗽,气喘等;②颈部疾患:颈椎病及其导致的拇、示指麻木;③其他:掌中热。

【**刺法**】向上平刺 0.3~0.5 寸。

【**针感**】本穴位于肱桡肌肌腱和拇长展肌腱之间。浅层有桡神经浅支与前臂外侧皮神经的混合支。得气时局部产生酸麻胀、沉重感;针感或沿肺经传至拇、示指,与前臂外侧皮神经走行一致。

4. 经渠(经穴)

【**定位**】在前臂前外侧,腕掌侧远端横纹上 1 寸,桡骨茎突与桡动脉之间。

注:太渊上 1 寸,约当腕掌侧近端横纹中。

【主治】①肺系疾患:咽喉肿痛,咳嗽,气喘等;②其他:掌中热,无汗。

【刺法】直刺 0.2~0.3 寸。

【针感】本穴位于肱桡肌肌腱外侧,浅层有桡神经浅支和前臂外侧皮神经的混合支。针感可看"列缺"。

5. 太渊(输穴,原穴,八会穴、脉会)

【定位】在腕前外侧,桡骨茎突与腕舟状骨之间,拇长展肌腱尺侧凹陷中。

注:在腕掌侧远端横纹桡侧,桡动脉搏动处。

【主治】①肺系疾患:发热,咽喉肿痛,咳嗽,气喘,胸闷,胸痛等;②手部疾患:拇指活动不利;③其他:乳汁郁积,掌中热。

【刺法】直刺 0.2~0.3 寸。

【针感】本穴位于桡侧腕屈肌腱与拇长展肌腱之间。布有桡神经浅支,前臂外侧皮神经的混合支。针感可参看"列缺"。

6. 鱼际(荥穴)

【定位】在手掌,第 1 掌骨桡侧中点赤白肉际处。

【主治】①肺系疾患:发热,咽喉肿痛,咳嗽,气喘等;②其他:中风后的对指及外展功能不利,无汗。

【刺法】直刺 0.2~0.3 寸,治疗对指功能障碍及外展不利时,向鱼际肌的内侧缘透刺 1~1.5 寸。

【针感】鱼际位于拇短展肌、拇对掌肌处,内侧有拇短屈肌、拇收肌,浅层有桡神经浅支和前臂外侧皮神经的混合支;深层有正中神经返支,内侧有正中神经末梢及尺神经深支。鱼际肌由拇短展肌、拇短屈肌、拇对掌肌、拇收肌四块肌肉组成,分别负责拇指外展及其近节指骨弯曲、拇指对指及内收,直刺时可刺激肌肉收缩,引起局部酸胀感。治疗对指功能障碍时,可向鱼际肌内侧缘透刺 1~1.5 寸,在"透穴"(进针穴)和"达穴"(透向穴)有"双得气"的针感,使鱼际肌整体出现酸胀感。此治疗属肌腹疗法,同时又能刺中正中神经和尺神经,故用于治疗拇指功能不利的效果突出。

二、手少阴心经

1. 极泉

【定位】在腋区,腋窝中央,腋动脉搏动处。

注:针刺中常取下极泉,腋前纹头水平,肱二头肌尺侧缘,可触及腋动脉搏动处。

【主治】①心系疾患:胸痛,心悸等;②胸胁部疾患:胸闷气短,胁肋疼痛等;③上肢疾患:神经根型颈椎病,肩臂疼痛,臂丛神经损伤,中风后上肢无力等。

【刺法】(下极泉)进针后,避开腋动脉,与皮肤表面呈 70°~80° 向后斜刺 0.5~0.8 寸,可刺中正中神经;呈 60°~70° 向后斜刺 0.8~1.2 寸时,可刺中尺神经。

【针感】本穴(下极泉)位于肱二头肌尺侧缘,浅层有肋间臂神经分布;深层有桡神经,尺神经,正中神经,前臂内侧皮神经。因此处与极泉穴神经分布一致,可产生相同针感:局部酸麻胀感;刺中正中神经时,可有针感放射至除小指外的其余四个手指;刺中尺神经时,可有针感放射至小指及环指尺侧缘。正中神经主要支配旋前圆肌,桡侧腕屈肌,掌长肌,指浅屈肌,拇长屈肌,第1、2指深屈肌,旋前方肌,拇短展肌,拇对掌肌,拇短屈肌浅头,第1、2蚓状肌,主要治疗前臂旋前,拇、示、中指的屈伸、内收外展等问题。尺神经主要支配尺侧腕屈肌,第3、4指深屈肌,掌短肌,小指展肌,小指对掌肌,小指屈肌,第3、4蚓状肌,骨间肌,拇收肌及拇短屈肌深侧头。主要针对向尺侧屈腕,第4、5手指末节指骨屈曲,小指外展、对掌、屈曲,第4、5指掌指关节屈曲及近端指间关节伸直,拇指掌部内收及拇指第1指节屈曲等运动问题。

2. 青灵

【定位】(1)国标:在臂内侧,肘横纹上3寸,肱二头肌的内侧沟中。

(2)作者:在臂前区,肱骨内上髁最高点上3寸,肱二头肌的内侧沟中。

【主治】①上肢疾患:上肢尺侧麻木疼痛,中风后小指运动障碍;②其他:胁痛,头痛,阵寒。

【刺法】进针后,紧贴肱骨,直刺1~1.5寸,微调针尖方向,直至出现所需针感。

【针感】本穴位于肱二头肌的内侧沟中,浅层有臂内侧皮神经,深层有正中神经,尺神经。青灵穴治疗上肢疾患的作用与极泉穴相似,针刺得气时局部酸胀感,针感可传至前臂内侧及腋部,可参看"极泉"。

3. 少海(合穴)

【定位】在肘前内侧,横平肘横纹,肱骨内上髁前缘。

【主治】①心系疾患:心痛、癫症等心病,神志病等;②上肢疾患:肘臂挛痛,臂麻手颤;③其他:头项痛,腋胁部痛,瘰疬。

【刺法】贴近肱骨内上髁前缘,直刺或稍向肘尖方向斜刺 0.5~1 寸。

【针感】少海穴下正当前臂内侧皮神经,主管前臂内侧皮肤的痛、温、触觉。针刺该穴得气时局部麻胀感,并使针感放射至前臂内侧,可治疗手臂麻木疼痛、冷热感觉异常等症状。

4. 灵道(经穴)

【定位】在前臂前内侧,腕掌侧远端横纹上 1.5 寸,尺侧腕屈肌腱桡侧缘。

【主治】①心系疾患:心痛,悲恐善笑,暴喑等;②上肢疾患:肘臂挛痛。

【刺法】进针后直刺或针尖稍向尺侧倾斜 10°~20°,向尺侧腕屈肌腱后面斜刺,轻轻调整针尖方向,刺入 0.2~0.3 寸,直至有针感传导。不宜深刺,以免伤及血管和神经。

【针感】本穴位于尺侧腕屈肌腱桡侧缘,其下正当尺神经,针刺得气时局部酸麻胀感,或沿手少阴心经传至小指及环指,与尺神经走行一致。

5. 通里(络穴)

【定位】在前臂前内侧,腕掌侧远端横纹上 1 寸,尺侧腕屈肌腱的桡侧缘。

【主治】①心系疾患:心悸,怔忡等;②舌咽部疾患:舌强不语,暴喑;③其他:腕臂痛。

【刺法】进针后直刺或针尖向桡侧倾斜 10°~20°,轻轻调整针尖方向,刺入 0.2~0.3 寸,直至出现针感传导。

【针感】可参看"灵道"。

6. 阴郄(郄穴)

【定位】在前臂前内侧,腕掌侧远端横纹上 0.5 寸,尺侧腕屈肌腱的桡侧缘。

【主治】①心系疾患:心痛,惊悸等;②汗证:骨蒸盗汗;③血证:吐血、衄血等热性出血疾病。

【刺法】进针后直刺或针尖向桡侧倾斜 10°~20°,轻轻调整针尖方向,刺入 0.2~0.3 寸,直至出现针感传导。不宜深刺,以免伤及血管和神经。

【针感】可参看"灵道"。

7. 神门(输穴,原穴)

【定位】(1)国标:在腕前内侧,腕掌侧远端横纹尺侧端,尺侧腕屈肌腱的桡侧缘。

（2）作者：在腕前区，三角骨后缘与尺侧腕屈肌腱桡侧缘交点处的凹陷中。

【主治】①心系疾患：失眠，健忘，痴呆，心烦，惊悸，怔忡，癫狂痫等；②胸胁部疾患：心痛，胸胁痛；③其他：高血压。

【刺法】直刺或针尖稍斜向内刺 0.3~0.5 寸。

【针感】本穴位于尺侧腕屈肌腱桡侧缘，浅层有前臂内侧皮神经，深层为尺神经主干。针刺得气时局部酸麻胀感，或传至小指及环指掌侧或拇指根部，与尺神经各分支走行一致。

灵道、通里、阴郄、神门四穴，相邻两穴之间只间隔 0.5 寸，故主治相近。根据古今经验，灵道以治疗心悸疼痛突出，通里以治暴喑为主，阴郄以治疗阴虚盗汗、吐衄血为主，神门则是治疗心系疾患、神志病的主穴，同中见异，不可不知。

8. 少府（荥穴）

【定位】在手掌，横平第 5 掌指关节近端，第 4、5 掌骨之间。

【主治】①心系疾患：心悸，胸痛等；②泌尿系疾患：癃闭，小便不利等；③湿热证：阴痒，阴痛，痈疡等湿热火毒之证；④其他：小指挛痛。

【刺法】浅刺 0.3~0.5 寸。

【针感】本穴位于第 4、5 掌骨间，有指浅屈肌腱，指深屈肌腱，第 4 蚓状肌，深处为骨间背侧肌，布有第 4 指掌侧固有神经。针刺得气时刺激肌肉及神经，局部酸麻胀感，或传至小指外侧、环指内侧，与指掌侧固有神经走向一致。

三、手厥阴心包经

1. 曲泽（合穴）

【定位】在肘前侧，肘横纹上，肱二头肌腱的尺侧缘凹陷中。

【主治】①心系疾患：心痛，心悸，善惊等；②脾胃疾患：胃痛，呕血，呕吐等；③上肢疾患：肘臂挛痛，上肢颤动。

【刺法】直刺 1~1.5 寸。

【针感】本穴位于肱二头肌腱的尺侧，深层有旋前圆肌、肱肌；布有前臂内侧皮神经和正中神经的本干。针刺得气时刺激肌肉及神经，局部酸麻胀感，或沿经传至手部。正中神经感觉支分布于手掌桡侧半皮肤，以及相应手指的掌面皮肤；运动支分布于大部分前臂前群肌，协助屈肘、屈腕屈指、对掌等动作。

2. 郄门(郄穴)

【定位】在前臂前侧,腕掌侧远端横纹上 5 寸,掌长肌腱与桡侧腕屈肌腱之间。

【主治】①心胸部疾患:急性心痛,心悸,心烦,胸痛等;②血证:咯血,呕血,衄血等;③神志疾患:癫痫;④皮肤病:疔疮。

【刺法】直刺 0.5~1 寸。

【针感】本穴位于掌长肌腱与桡侧腕屈肌腱之间,浅层有前臂内侧皮神经前支,深部有骨间前神经(正中神经的分支)。针刺时,当掌长肌腱与桡侧腕屈肌腱之间进针,刺激下方肌肉收缩,针感为局部酸胀感;沿着桡侧腕屈肌腱的尺侧缘进针,刺激骨间前神经,有放电样针感传至前臂或手的桡侧。

3. 间使(经穴)

【定位】在前臂前侧,腕掌侧远端横纹上 3 寸,掌长肌腱与桡侧腕屈肌腱之间。

【主治】①心系疾患:心痛,心悸等;②脾胃疾患:胃痛,呕吐等;③上肢疾患:腋肿,肘挛,臂痛;④神志疾患:癫狂;⑤其他:热病,疟疾,阴虚盗汗。

【刺法】当掌长肌腱与桡侧腕屈肌腱之间进针,直刺 0.5~1 寸;沿桡侧腕屈肌腱尺侧缘,直刺 0.2~0.3 寸。

【针感】可参看"郄门"。

4. 内关(络穴,八脉交会穴、通阴维脉)

【定位】在前臂前侧,腕掌侧远端横纹上 2 寸,掌长肌腱与桡侧腕屈肌腱之间。

【主治】①心系疾患:心痛,胸闷,心动过速或过缓等;②脾胃疾患:胃痛,呕吐,呃逆等;③头部疾患:中风,眩晕,偏头痛;④神志疾患:失眠,郁证,癫狂痫等;⑤上肢疾患:肘臂挛痛;⑥妇产科疾患:死胎,胞衣不下。

【刺法】直刺 0.5~1 寸。可向间使穴透刺,先内关直刺 0.5~1 寸使局部酸胀,再将针尖提到皮下,针体与皮肤呈 30° 角,针尖向间使方向刺入 1~1.5 寸。

【针感】可参看"郄门"。

5. 大陵(输穴,原穴)

【定位】在腕前侧,腕掌侧远端横纹中,掌长肌腱与桡侧腕屈肌腱之间。

【主治】①心系疾患:心痛,心悸,胸胁满痛;②脾胃疾患:胃痛,呕吐,口臭等;③神志疾患:喜笑悲恐,癫狂痫等;④上肢疾患:手、臂挛痛;⑤其他:足跟痛。

【刺法】直刺 0.3~0.5 寸。

【针感】可参看"郄门"。

第二节 手三阳经腧穴

一、手太阳小肠经

1. 前谷(荥穴)

【定位】在手指,第 5 掌指关节尺侧远端赤白肉际凹陷中。

【主治】①头面五官疾患:头痛,目痛,耳鸣,咽喉肿痛等;②通经下乳:乳痈,乳少;③其他:热病。

【刺法】直刺 0.2~0.3 寸。

【针感】本穴当第 5 掌指关节前尺侧凹陷处,浅层有指背神经,深部有掌指神经。为治疗小指掌侧屈肌功能障碍时,向掌侧面深刺,可刺中尺神经掌侧固有神经,引起局部酸胀感并达到掌侧面;治疗小指伸肌功能障碍时,向指尖方向浅刺,可刺中指背神经,使针感传至小指端。

2. 后溪(输穴,八脉交会穴、通督脉)

【定位】在手背,第 5 掌指关节尺侧近端赤白肉际凹陷中。

【主治】①痛症:头项强痛,胁肋疼痛,腰背痛,手指屈伸困难及肘臂挛痛等;②头面五官疾患:耳聋,目赤等;③神志疾患:癫狂痫等。

【刺法】治疗头项腰背、耳、目、神志疾患时,直刺 0.5~1 寸;治疗手指屈伸困难、手臂挛痛时,取后溪穴上 1 寸,紧贴第 5 掌骨边缘进针,平行手掌向桡侧缓慢直刺 2~2.5 寸,可透刺至合谷穴。

【针感】本穴当小指展肌起点外缘,浅层有尺神经手背支、尺神经掌支,深层有指掌侧固有神经。浅刺时可引起局部酸胀感或传至小指、环指指尖;后溪向合谷透刺时,依次穿过小指展肌、小指短屈肌、小指对掌肌、第 1 骨间背侧肌、拇收肌,透刺区域与正中神经返支、尺神经深支、指掌侧总神经关系密切,可引起局部酸麻重胀针感,并向整个手部扩散。对于掌指关节屈伸困难及手臂挛痛,作者认为普遍与掌侧屈肌无力或痉挛有关,故针刺时于后溪上 1 寸进针深刺,可刺激到深层的蚓状肌以调整抓握功能。

3. 腕骨(原穴)

【定位】在腕后内侧,第 5 掌骨底与三角骨之间的赤白肉际凹陷中。

【主治】①痛症:指挛腕痛,头项强痛;②其他:目翳、黄疸。

【刺法】直刺 0.3~0.5 寸。

【针感】本穴当小指展肌处,布有尺神经手背支。针刺得气时局部麻胀感,或传至小指或环指背侧,与尺神经走行一致。

4. 养老(郄穴)

【定位】在前臂后侧,腕背横纹上 1 寸,尺骨头桡侧凹陷中。

【主治】①眼部疾患:目视不明;②颈肩上肢疾患:肩、背、肘、臂酸痛等。

【刺法】直刺或斜刺 0.5~0.8 寸。强身保健可用温和灸。

【针感】本穴当尺侧腕伸肌腱、小指固有肌腱处,布有前臂背侧皮神经,尺神经。具体取穴法为:将手平放在桌面上,手心向下,用笔在尺骨小头正中高点点一点,然后屈臂直掌,手心向后,在点记处可摸到一骨缝,就是本穴。针刺得气时局部酸麻胀感,或传至手背侧,与前臂背侧皮神经、尺神经走行一致。

5. 支正(络穴)

【定位】在前臂外侧,腕背侧远端横纹上 5 寸,尺骨尺侧与尺侧腕屈肌之间。

【主治】①痛症:头痛,项强,肘臂酸痛;②其他:热病,癫狂,疣。

【刺法】直刺或斜刺 0.5~0.8 寸。

【针感】本穴当尺侧腕屈肌和指深屈肌处。布有前臂内侧皮神经支。因前臂内侧皮神经支位于尺骨掌侧,可从尺骨尺侧与尺侧腕屈肌之间或掌侧面尺侧腕屈肌处刺出针感,使局部产生酸胀感或传至前臂掌侧或小指。

6. 小海(合穴)

【定位】在肘后内侧,尺骨鹰嘴(即肘尖)与肱骨内上髁之间凹陷中。

【主治】①上肢疾患:肘部及前臂尺侧部疼痛、麻木;②其他:癫痫。

【刺法】直刺或斜刺 0.3~0.5 寸。

【针感】本穴位于尺骨鹰嘴与肱骨内上髁之间凹陷中,分布有尺神经,支配尺侧腕屈肌、拇长屈肌、指深屈肌的功能,可用于手指、手腕、肘关节及前臂内侧拘挛疼痛难以屈伸的治疗。针刺该穴时,令被针刺者屈肘,由肘尖尺神经沟近端进针,针尖向下倾斜45°~60°,轻轻调整针尖探寻尺神经位置,得气时局部有麻胀感,并有放电感传至小指尖。

7. 臑俞(交会穴:手足太阳、阳维、阳跷脉)

【定位】在肩带部,腋后纹头直上,肩胛冈下缘凹陷中。

【主治】①肩部疾患:肩部疼痛,肩不举;②其他:瘰疬,胫痛。

【刺法】直刺1~1.5寸,不宜向胸侧深刺。

【针感】本穴当三角肌和冈下肌处,布有腋神经,深层为肩胛上神经。针刺得气时刺激局部肌肉及肩胛上神经,引起局部酸麻胀感,或传至肩胛冈下部。

8. 肩外俞

【定位】在背部,第1胸椎棘突下,后正中线旁开3寸。

【主治】颈肩背部疾患:肩背疼痛,颈项强急等。

【刺法】向外斜刺0.5~0.8寸。

【针感】本穴当斜方肌、肩胛提肌、菱形肌处,布有第1胸神经后支内侧皮支,肩胛背神经和副神经。针刺时可刺激局部肌肉收缩,并使兴奋在斜方肌、三角肌等肌肉间传递,引起局部酸胀感,或传至肩臂。

9. 天窗

【定位】在颈前部,横平甲状软骨上缘(约相当于喉结处),胸锁乳突肌的后缘。

【主治】①五官疾患:耳鸣,耳聋,咽喉肿痛,暴喑等;②颈部疾患:颈项强痛。

【刺法】斜刺0.5~1寸。

【针感】本穴位于胸锁乳突肌后缘,深层为头夹肌,布有颈皮神经,正当耳大神经丛的发出部及枕小神经处。①当颈项部局部疼痛时采用直刺法,针尖方向指向颈部中心,深度以0.5~0.8寸,以局部酸胀为度。②斜角肌痉挛疼痛可直刺0.5~0.8寸,以局部酸胀感为度。③上肢麻木时可采用直刺法,针尖指向中心,进针1~1.5寸,刺中C5神经根,使针感传至肩、臂、拇指、示指和中指。

10. 天容

【定位】在颈前部,下颌角后方,胸锁乳突肌的前缘凹陷中。

【主治】①五官疾患:耳鸣,耳聋,咽喉肿痛等;②头项部疾患:头痛,颈项强痛。

【刺法】直刺 0.5~1 寸。注意避开血管。

【针感】本穴位于胸锁乳突肌与二腹肌之间,布有耳大神经的前支,面神经的颈支、副神经;深层有交感神经干的颈上神经节。治疗颈部及咽喉疾病时,直刺 0.5~1 寸,以局部酸胀感,或放射至舌咽部为度;治疗耳垂、耳后、腮腺等部位疼痛时,使针尖稍向后朝颈部中心斜刺 0.5~0.8 寸,可刺中耳大神经。

11. 颧髎(交会穴:手少阳、手太阳经脉)

【定位】在面部,颧骨下缘,目外眦直下凹陷中。

【主治】头面五官疾患:口眼㖞斜,眼睑瞤动,齿痛,面痛等。

【刺法】直刺 0.3~0.5 寸,斜刺或平刺 0.5~1 寸。

【针感】本穴位于颧肌中,咬肌起始部,浅层有上颌神经的眶下神经分支,面神经的颧支、颊支,深层有三叉神经下颌支。直刺 0.3~0.5 寸得气时,局部酸麻胀感;治疗面神经或三叉神经痛时,需刺中三叉神经下颌支,因其位于咬肌深层,必须刺入 1 寸以上深度才可出现上牙的酸麻感,非此针感疗效不著。

12. 听宫(交会穴:手足少阳、手太阳经脉)

【定位】在面部,耳屏正中与下颌骨髁突之间的凹陷中。

【主治】头面五官疾患:耳鸣,耳聋,聤耳,齿痛,面瘫。

【刺法】不张口,直刺 0.8~1.2 寸。

【针感】本穴位于耳屏正中与下颌骨髁突之间的凹陷中,布有耳颞神经。对于听宫穴的针刺,作者常采用耳门透听宫的刺法,紧贴耳屏上切迹前缘进针,针尖向下倾斜 30°~45°,轻进针缓慢刺入,可使疼痛减少,同时避免了留针时保持张口的困难。得气以局部酸胀感或传至耳中深部为度。

二、手少阳三焦经

1. 液门(荥穴)

【定位】在手背,第 4、5 指间,指蹼缘上方赤白肉际凹陷中。

【主治】①头面五官疾患:头痛,目赤,耳鸣,耳聋,喉痹等;②上肢疾患:手臂痛;③其他:疟疾。

【刺法】直刺 0.3~0.5 寸。

【针感】本穴布有尺神经的指背神经。针刺得气时局部酸麻胀感,或沿经传向小指和环指,与尺神经走行一致。

2. 中渚(输穴)

【定位】在手背,第 4、5 掌骨间,第 4 掌指关节近端凹陷中。

【主治】①头面五官疾患:头痛,目赤,耳鸣,耳聋,喉痹等;②上肢疾患:肩背肘臂酸痛,手指不能屈伸;③其他:热病,疟疾。

【刺法】直刺 0.3~0.5 寸。

【针感】本穴位于第 4 骨间肌背侧肌,浅层有尺神经手背支。针刺得气时局部酸麻胀感,或沿经传向小指和环指,与尺神经走行一致。

3. 外关(络穴,八脉交会穴、通阳维脉)

【定位】在前臂后侧,腕背侧远端横纹上 2 寸,尺骨与桡骨间隙中点。

【主治】①头面五官疾患:头痛,目赤肿痛,耳鸣,耳聋等;②热证;③上肢疾患:上肢痿痹不遂;④其他:瘰病,胁肋痛。

【刺法】直刺 0.5~1 寸。

【针感】本穴位于尺骨与桡骨间隙中点,深部有小指伸肌、指伸肌、拇长伸肌和示指伸肌,浅层有前臂后皮神经分支,深层有骨间后神经。针刺得气时局部酸胀感,或沿经传向手臂、手背,与前臂后皮神经、骨间后神经走行一致。

4. 支沟(经穴)

【定位】在前臂后侧,腕背侧远端横纹上 3 寸,尺骨与桡骨间隙中点。

【主治】①五官疾患:耳聋,耳鸣,暴喑;②气滞证:胁肋痛、便秘等;③其他:热病、瘰病。

【刺法】直刺 0.5~1 寸。

【针感】可参看"外关"。

5. 三阳络

【定位】在前臂后侧,腕背侧远端横纹上 4 寸,尺骨与桡骨间隙中点。

【主治】①五官疾患:耳聋,暴喑,齿痛等;②上肢疾患:手臂痛。

【刺法】直刺 0.5~1 寸。

【针感】可参看"外关"。

6. 四渎

【定位】在前臂后侧,尺骨鹰嘴尖下 5 寸,尺骨与桡骨间隙中点。

【主治】①五官疾患:耳聋,暴喑,下齿痛,咽喉肿痛等;②上肢疾患:手臂痛。

【刺法】直刺 0.5~1 寸。

【针感】本穴深部有小指伸肌、尺侧腕伸肌、拇长展肌、拇长伸肌,浅层有前臂后皮神经分支,深层有前臂骨间后神经。针刺得气时局部酸胀感,或沿经传至肘部或手背。

7. 天牖

【定位】在颈前部,横平下颌角,胸锁乳突肌的后缘凹陷中。

【主治】①头项五官疾患:头痛、头眩、项强、目不明、暴聋、鼻衄、喉痹等;②痛症:颈椎病、肩背痛;③其他:瘰疬。

【刺法】直刺 0.5~1 寸。

【针感】本穴位于胸锁乳突肌止部后缘,深层为头夹肌,浅层有枕小神经,深层有副神经,颈神经后支。直刺 0.5~1 寸得气时,胸锁乳突肌及枕小神经受到刺激,局部产生酸麻胀感,或传至耳后部。枕小神经是颈丛最上方的分支,沿胸锁乳突肌后缘上升,到头的侧面,分布于耳郭后面、支配耳郭后上部、乳突部和枕部外侧区域的皮肤。故针刺本穴可治疗上述神经所经过部位的疼痛、麻木症状。

8. 翳风

【定位】在颈部,耳垂后方,乳突下端前方凹陷中。

【主治】头面五官疾患:耳鸣,耳聋,口眼㖞斜,面瘫,牙关紧闭,颊肿,瘰疬等。

【刺法】直刺 0.5~1 寸。

【针感】本穴位于乳突下端前方凹陷中,浅层有耳大神经,深层有面神经的分支,偏前方有舌下神经、副神经、迷走神经及舌咽神经等。直刺得气时有局部酸胀感,可传至半侧面部或舌前;治疗吞咽或语言不利时,可向内前下方斜刺,局部酸胀感可向咽部扩散。

9. 颅息

【定位】在头部,角孙与翳风沿耳轮弧形连线的上 1/3 与下 2/3 的交点处。

47

【主治】①头面五官疾患:头痛,耳鸣,耳聋;②其他:小儿惊风。

【刺法】平刺 0.3~0.5 寸。

【针感】本穴下为耳后肌、颞浅筋膜,浅层有耳大神经和枕小神经的吻合支,深层有面神经的分支耳后神经。治疗耳鸣、耳聋时多采用颅息向瘛脉方向平刺,得气时以局部酸麻胀感或传至枕部为宜。

10. 耳门

【定位】在面部,耳屏上切迹与下颌骨髁突之间的凹陷中。

【主治】五官疾患:耳鸣,耳聋,聤耳,齿痛。

【刺法】微张口,直刺 0.5~1.5 寸。

【针感】本穴当腮腺上缘处,浅层有三叉神经分支的耳颞神经,深层有面神经分支颞支。针刺得气时局部有胀痛感,或传至耳内、下颌部,与周围神经走行一致。

11. 耳和髎

【定位】在头部,鬓发后缘,耳郭根的前方,颞浅动脉的后缘。

【主治】头面五官疾患:头痛,耳鸣,牙关紧闭,口喝。

【刺法】避开动脉,平刺 0.3~0.5 寸。

【针感】本穴当耳前肌颞肌处,神经分布与针感可参看"耳门"。

三、手阳明大肠经

1. 二间(荥穴)

【定位】(1)国标:在手指,第 2 掌指关节桡侧远端赤白肉际处。

(2)作者:在手指,第 2 掌指关节掌侧面远端赤白肉际处。

【主治】①阳明热证及风热证:便秘,大便脓血,头痛,喉痹,颌肿痛,鼻衄,目赤肿痛,目昏,齿痛,身热等;②肢体疾患:示指屈伸不利、疼痛,肩背痛,腰痛。

【刺法】紧贴指骨的掌侧面,直刺 0.2~0.3 寸。

【针感】本穴位于第 1 骨间背侧肌肌腱、第 1 蚓状肌肌腱、指深屈肌、指浅屈肌处,布有指背神经,指掌侧固有神经。针刺得气时局部胀麻感,或沿经传至示指末端,与指背神经、指掌侧固有神经走行一致。

2. 三间(输穴)

【定位】(1)国标:在手背,第 2 掌指关节桡侧近端凹陷中。

（2）作者:在手指,第2掌指关节掌侧面近端赤白肉际处。

【主治】①阳明热证及风热证:便秘,大便脓血,头痛,喉痹,颌肿痛,鼻衄,目赤肿痛,目昏,齿痛等;②肢体疾患:示指屈伸不利、拘挛疼痛,手背肿痛,肩背痛,中风或类风湿关节炎导致的手指拘挛、屈伸不利等病症可酌情选择;③其他:多卧嗜睡。

【刺法】紧贴掌骨的掌侧面,直刺0.2~0.3寸。

【针感】本穴位于指深屈肌、指浅屈肌处,神经分布与针感可参看"二间"。

3. 合谷(原穴)

【定位】（1）国标:在手背,第1掌骨和第2掌骨之间,约平第2掌骨桡侧的中点。

（2）作者:在手背,第1、2掌骨间,第2掌骨桡侧中点的掌侧面。

【主治】①行气通络,除痹止痛:肩背、臂肘、手腕疼痛,指端麻木,示指活动不利,半身不遂,痹证,痿证,口眼㖞斜,肩关节周围炎等;②疏风宣表,调和营卫:感冒,咳嗽,发热恶寒,疟疾,水肿,无汗等;③开窍宣通,缓急止痛:下牙痛,心痛,无脉症,胃痛,呕吐,腹痛,泄泻,痢疾,便秘,经闭,痛经,滞产,胞衣不下,产后恶露不行,乳少,乳汁不下,乳房胀痛,消渴,小便不利,尿闭,耳聋,耳鸣等;④清热活血,泻火解毒:目赤肿痛,雀盲,鼻渊,鼻衄,多汗,牙痛,痄腮,面肿,面疔,瘾疹,风疹,痈疽肿毒,疥疮,丹毒,乳痈,咽喉肿痛,失喑等;⑤开窍醒神,息风镇痉:头痛,眩晕,中风,小儿惊风,破伤风,晕厥,癫狂,痫证,抽搐,角弓反张,牙关紧闭等。

【刺法】直刺0.5~1寸,多见示指、拇指跳动;治疗手指活动不利时,向掌心方向直刺,进针0.5~1.5寸。

【针感】本穴位于第1骨间背侧肌、拇收肌处,浅层有桡神经浅支的掌背侧神经;深层有指掌侧固有神经,尺神经深支。直刺0.5~1寸得气时可刺激肌肉收缩,局部有酸胀感,并多见示指、拇指跳动;治疗手指活动不利时,向掌心方向直刺0.5~1.5寸,得气时局部有酸胀感或沿经传至拇示指末端,与掌背侧神经、指掌侧固有神经走行一致。

4. 阳溪(经穴)

【定位】在腕后外侧,腕背侧远端横纹桡侧,桡骨茎突远端,解剖学"鼻烟窝"凹陷中。

49

注:手拇指充分外展和后伸时,手背外侧部拇长伸肌腱与拇短伸肌腱之间形成一明显的凹陷——解剖学"鼻烟窝",其最凹陷处即本穴。

【主治】①脾胃疾患:泄泻,消化不良,疳积,消渴,口干,便秘;②肺系疾患:感冒,咳嗽,流涕,发热恶寒等;③肢体疾患:颈椎病、落枕、肩臂疼痛,上肢不遂,肘关节疼痛,手肘无力,五指拘挛,手腕痛,腰痛;④头面五官疾患:目赤肿痛,目眩,目翳,耳鸣,耳聋,鼻痛,鼻痒,咽喉肿痛,颔肿,颈项肿,齿痛,口疮;⑤神志疾患:癫狂妄言,痫证,抽搐,狂言;⑥其他:小儿舌强不吮乳,皮肤瘙痒,荨麻疹,疥疮,痔瘘,掌中热,热病汗不出,疟疾等。

【刺法】直刺 0.3~0.5 寸。

【针感】本穴位于拇长伸肌腱、拇短伸肌腱、桡侧腕长伸肌腱处,布有桡神经浅支。针刺得气时局部有酸麻胀感,或传至拇示指末端,与桡神经浅支 - 指背神经走行一致。

5. 偏历(络穴)

【定位】在前臂后外侧,腕背侧远端横纹上 3 寸,阳溪与曲池连线上。

注:阳溪与曲池连线的下 1/4 与上 3/4 的交点处。

【主治】①肢体疾患:肩臂疼痛,手臂酸痛,颈项强痛,落枕等;②头面五官疾患:目赤肿痛,目昏,耳鸣,耳聋,鼻衄,齿痛,咽喉肿痛等;③其他:水肿。

【刺法】直刺或斜刺 0.3~0.5 寸。

【针感】本穴位于桡侧腕长伸肌腱、桡侧腕短伸肌腱与拇长展肌腱三者之间。掌侧布有前臂外侧皮神经,桡神经浅支。针刺得气时局部有酸麻胀感,或沿经传至拇示指末端,与桡神经走行一致。此外,偏历与列缺可治疗头项病,因其经脉上颈,经筋从肩髃上颈,从西医学角度看,与刺激到桡神经有关。

6. 温溜(郄穴)

【定位】在前臂后外侧,腕背侧远端横纹上 5 寸,阳溪与曲池连线上。

【主治】①脾胃疾患:腹痛,肠鸣,便秘等;②肢体疾患:颈项强痛,肩臂疼痛,手臂酸痛等;③头面五官疾患:耳鸣,耳聋,鼻衄,咽喉肿痛等。

【刺法】直刺或斜刺 0.3~0.5 寸。

【针感】本穴位于拇长展肌、桡侧腕短伸肌腱、桡侧腕长伸肌腱处。浅层有前臂外侧皮神经,深层有桡神经深支。针刺得气时局部有酸麻胀感,或沿经传至拇示指末端。

7. 手三里

【定位】在前臂后外侧,肘横纹下 2 寸,阳溪与曲池连线上。

【主治】①脾胃疾患:腹胀,腹痛,吐泻,痢疾等;②肺系疾患:发热,感冒,咳嗽,哮喘等;③上肢疾患:上肢不遂,手臂肿痛,旋后肌综合征,肱骨外上髁炎;④头面五官疾患:头痛,咽喉肿痛,齿痛等;⑤其他:湿疹,荨麻疹,瘾疹,丹毒,疥疮,皮肤干燥,热病,腰痛。

【刺法】直刺 0.5~1 寸。

【针感】本穴位于桡侧腕短伸肌、桡侧腕长伸肌、指伸肌、旋后肌处,浅层有前臂外侧皮神经,深层有桡神经深支。针刺得气时局部有酸麻胀感,或沿经传至前臂外侧。

8. 曲池(合穴)

【定位】在肘外侧,尺泽与肱骨外上髁连线的中点处。

注:90° 屈肘,肘横纹外侧端外凹陷中;极度屈肘,肘横纹桡侧端凹陷中。

【主治】①活血通络,除痹止痛:上肢不遂,肩肘关节疼痛,手臂肿痛,肱骨外上髁炎,肩臂神经痛,中风痉挛性偏瘫,中风偏瘫感觉障碍;②调和肠胃:腹痛,吐泻,痢疾,便秘;③疏风泻热,祛邪透表:发热,感冒,咳嗽,哮喘,咽喉肿痛,齿痛,目赤肿痛,鼻衄,耳痛,五心烦热;④活血解毒祛湿:湿疹,荨麻疹,瘾疹,丹毒。

【刺法】直刺 0.5~1 寸。

【针感】本穴位于桡侧腕短伸肌、桡侧腕长伸肌、肱桡肌处,浅层有前臂后皮神经,深层有桡神经主干。针刺得气时局部有酸胀感,或沿经传至示指或腕背处。

9. 肘髎

【定位】在肘后外侧,肱骨外上髁上缘,髁上嵴的前缘。

【主治】上肢疾患:上肢麻木,中风后上肢拘挛,肘部疼痛,肱骨外上髁炎。

【刺法】直刺 0.5~1 寸。

【针感】本穴位于肱桡肌和肱三头肌之间。浅层有前臂后皮神经;深层有桡神经。针刺得气时局部有酸麻胀感,或沿前臂传至手部,与桡神经分布区一致。在肘髎穴附近,桡神经开始发出分支,分为桡神经的深支和浅支,故在此处针刺,往往可以产生两种针感:沿着桡神经的深支向前臂的外侧面放射,可用于治疗前臂的伸肌活动不利;沿着桡神经的浅支,向着前臂和手背的拇、示指放射,可用于治疗前臂及手指感觉异常。

10. 手五里

【定位】在臂外侧,肘横纹上 3 寸,曲池与肩髃连线上。

【主治】①上肢疾患:肘关节疼痛,手臂肿痛,上臂后伸无力和疼痛等;②皮肤病:瘰疬,睑腺炎,瘰疬,湿疹等。

【刺法】直刺 0.5~1 寸。

【针感】本穴位于肱肌、肱三头肌之间,浅层有臂外侧皮神经,深层有桡神经。针刺得气时局部有酸胀感,或沿前臂传至手部。

11. 天鼎

【定位】在颈前部,横平环状软骨,胸锁乳突肌后缘。

注:扶突直下,横平水突。

【主治】①颈部疾患:痉挛性斜颈,胸锁乳突肌痉挛,斜角肌痉挛疼痛,落枕,神经根型颈椎病等;②肩臂疾患:肩部疼痛,前臂麻木疼痛,痿软无力,中风所导致的前臂感觉障碍和伸肌功能不全等;③头面五官疾患:失声,咽喉肿痛,暴喑,咽部异物感,耳聋,耳鸣,如脑血管病引起的构音困难。

【刺法】直刺 0.3~0.8 寸。

【针感】本穴位于颈阔肌、胸锁乳突肌后缘、中斜角肌处,浅层有颈丛四条皮支在颈部的穿出点(锁骨上神经,颈横神经,耳大神经,枕小神经);深层有副神经,膈神经起始部,臂丛。针刺时局部有酸胀感,或传至肩部、前臂,与臂丛神经区域相符;也可沿大肠经的分支方向传至咽喉。

12. 扶突

【定位】在颈前区,横平甲状软骨上缘(约相当于喉结处),胸锁乳突肌前、后缘中间。

【主治】同“天鼎”。

【刺法】直刺 0.8~1.5 寸。

【针感】本穴位于颈阔肌、胸锁乳突肌处,浅层有颈横神经、面神经颈支,深层有副神经、膈神经、臂丛。针刺得气时局部有酸胀感,或传至肩部、前臂,与臂丛神经区域相符。

第三节　足三阴经腧穴

一、足太阴脾经

1. 三阴交(交会穴:足三阴经脉)

【定位】在小腿内侧,内踝尖上 3 寸,胫骨内侧缘后际。

注:交信上 1 寸。

【主治】①脾胃疾患:呕吐,心腹胀满,胃脘疼痛,饮食不化,不思饮食,肠鸣,腹痛,泄泻,痢疾,便秘;②妇产科疾患:月经不调,崩漏,带下,阴挺,不孕,滞产;③泌尿系疾患:癃闭,五淋,遗尿,白浊;④男科疾患:遗精,阳痿;⑤头面五官疾患:咽喉干痒疼痛,眩晕,中风失语,鼻衄,咳嗽,气喘;⑥神志疾患:癫狂痫,不寐,痴呆,抑郁,善惊易恐;⑦下肢疾患:中风半身不遂,下肢麻痹疼痛,内踝痛。

【刺法】直刺或斜刺 0.5~1.5 寸,沿着胫骨内侧缘偏后与皮肤呈90°角直刺,或紧贴胫骨内侧缘与皮肤呈 45°角斜刺。孕妇禁刺。

【针感】本穴位于比目鱼肌、趾长屈肌处,浅层有小腿内侧皮神经、隐神经,深层有胫神经。针刺得气时局部酸麻胀感,或传至足底,与胫神经走行一致,或刺激趾长屈肌等肌肉收缩可见下肢抽动。

2. 漏谷

【定位】在小腿内侧,内踝尖上 6 寸,胫骨内侧缘后际。

注:三阴交上 3 寸处。

【主治】①腹部疾患:腹胀,肠鸣;②泌尿生殖系疾患:小便不利,遗精;③下肢疾患:下肢痿痹。

【刺法】沿着胫骨内侧缘直刺 0.5~1.5 寸。

【针感】穴位位于比目鱼肌、趾长屈肌处。浅层小腿内侧皮神经、隐神经;深层有胫神经。针刺得气时局部有酸麻胀感,或传至足底,与胫神经走行一致。

3. 地机(郄穴)

【定位】在小腿内侧,阴陵泉下 3 寸,胫骨内侧缘后际。

【主治】①脾胃疾患:腹痛,腹泻,便溏;②妇科疾患:痛经,崩漏,月经不调;③脾失运化水湿病症:小便不利,水肿;④其他:疝气。

【刺法】沿着胫骨内侧缘直刺 0.5~1.5 寸。

【针感】本穴位于比目鱼肌、跖肌处,浅层有隐神经,深层有胫神经。针感可参看"漏谷"。

4. 阴陵泉(合穴)

【定位】在小腿内侧,由胫骨内侧髁下缘与胫骨内侧缘形成的凹陷中。

注:用拇指沿胫骨内缘由下往上推,推至胫骨内侧髁下缘的凹陷中即是本穴。

【主治】①脾胃疾患:腹胀,腹痛,不思饮食,呕吐,泄泻,黄疸;②泌尿系疾患:小便不利,水肿,遗尿,尿失禁,淋证;③生殖系统疾患:阴部痛,痛经,遗精;④下肢疾患:腰痛,半身不遂,腿膝肿痛;⑤其他:虚劳,头痛。

【刺法】直刺 1~2 寸。

【针感】本穴位于腓肠肌、比目鱼肌起点。浅层有隐神经,深层有胫神经。针感可参看"漏谷"。

5. 冲门(交会穴:足太阴、足厥阴经脉)

【定位】(1)国标:在腹股沟区,腹股沟斜纹中,髂外动脉搏动处的外侧。

注:横平曲骨,府舍稍内下方。

(2)作者:在腹股沟区,腹股沟斜纹中,髂外动脉搏动外侧约 0.5cm 处。

【主治】①下肢疾患:大腿内侧疼痛,膝关节痛,小腿内侧疼痛;②腹部疾患:腹胀,腹中积聚疼痛;③妇科疾患:崩漏、赤白带下,子痫,胎气上冲;④其他:疝气,痔痛。

【刺法】直刺 1~3 寸。

【针感】冲门穴位于髂外动脉外侧,股神经走行处,深处为髂肌。针刺冲门穴时,若想实现感传至大腿内侧或膝关节,甚至达内踝的针感,通常在动脉搏动处外 0.5cm 处进针,苍龟探穴法刺入 1~1.5 寸,以刺中股神经;股神经是腰丛中最大的分支,自腰丛发出后,先在腰大肌与髂肌之间下行,在腹股沟韧带中点稍外侧,经腹股沟韧带深面、股动脉外侧到达股三角,随即分为数支,其中最长的终支隐神经沿途发出的分支布于膝关节、髌下、小腿内侧面及胫骨内侧缘的皮肤,下行至内踝。深刺 2~3 寸可刺激肌肉收缩,引起局部酸胀感。

二、足少阴肾经

1. 太溪(输穴,原穴)

【定位】(1)国标:在踝后内侧,内踝尖与跟腱之间的凹陷中。

(2)作者:内踝尖与跟腱前缘中点,动脉应手处。

【主治】①补肾填精:肾虚证,头痛、目眩、失眠、健忘、遗精、阳痿等;阴虚证,咽喉肿痛、齿痛、耳鸣、耳聋等;②通经活络:腰脊痛(脊柱两侧疼痛),下肢及足厥冷,内踝肿痛,足跟痛、麻木,足心冷热等;③清热滋阴:咳嗽,气喘,咯血,胸痛等肺系疾患;④温阳补气:消渴,小便不利,便秘,月经不调等;⑤癔性失明。

【刺法】浅刺 0.2~0.3 寸。

【针感】本穴位于跟腱、跗肌腱前方,浅层有隐神经的小腿内侧皮支,深层前方有胫神经。针刺得气时刺激局部神经、肌肉产生酸麻胀感,或传至足跟、足心,甚至可传至足趾末端,感传与胫神经及其分支走行一致。

2. 大钟(络穴)

【定位】在足内侧,内踝后下方,跟骨上缘,跟腱附着部内侧前缘凹陷中。

【主治】①神志疾患:痴呆;②二便不利:癃闭,遗尿,便秘;③妇科疾患:月经不调;④肺系疾患:咯血,气喘;⑤腰背部疾患:腰脊强痛;⑥足部疾患:足跟痛。

【刺法】直刺 0.3~0.5 寸或斜向内侧刺 1~1.5 寸。

【针感】本穴位于足底肌腱和跟腱的前方,浅层有隐神经的小腿内侧皮支,深层前方有胫神经。治疗足跟痛时,进针应斜向内侧刺 1~1.5 寸,刺至胫神经,使局部有酸麻胀感,并使针感传至足跟部。

3. 复溜(经穴)

【定位】在小腿后内侧,内踝尖上 2 寸,跟腱的前缘。

注:前平交信。

【主治】①通调水道:水肿,汗证(无汗或多汗)等;②胃肠疾患:腹胀,泄泻,肠鸣等;③腰腿疾患:腰脊强痛,下肢痿痹。

【刺法】直刺 0.5~1 寸。

【针感】本穴位于跟腱、跗肌腱前方,神经分布及针感可看"大钟"。

4. 交信（郄穴、阴跷脉，交会穴：足少阴、阴跷脉）

【定位】在小腿内侧，内踝尖上 2 寸，胫骨内侧缘后际凹陷中。

注：复溜前 0.5 寸。

【主治】①妇科疾患：月经不调，崩漏，阴挺，阴痒等；②脾胃疾患：泄泻，便秘，痢疾等；③外科疾患：疝气；④其他：五淋。

【刺法】直刺 0.5~1 寸。

【针感】本穴位于趾长屈肌处，神经分布及针感可参看"大钟"。

5. 筑宾（郄穴、阴维脉，交会穴：足少阴、阴维脉）

【定位】在小腿后内侧，太溪直上 5 寸，比目鱼肌与跟腱之间。

注：太溪与阴谷的连线上，横平蠡沟。

【主治】①化痰安神：癫狂，呕吐涎沫，吐舌；②理气止痛：疝气；③下肢疾患：小腿内侧痛。

【刺法】直刺 1~1.5 寸。

【针感】本穴位于腓肠肌和趾长屈肌之间，浅层有腓肠内侧皮神经和小腿内侧皮神经，深部为胫神经。针感可参看"大钟"。

局部酸麻胀感，或沿小腿内侧传至足跟及足底部。

6. 横骨（交会穴：足少阴、冲脉）

【定位】在下腹部，脐中下 5 寸，前正中线旁开 0.5 寸。

【主治】①腹部疾患：少腹胀痛、疝气等；②泌尿生殖系疾患：小便不利，遗尿，遗精，阳痿，阴痛等；③其他：疝气。

【刺法】斜向下直刺 1~1.5 寸。

【针感】本穴位于腹直肌鞘前层，腹直肌处，布有髂腹下神经分支，下方临近髂腹股沟神经。治疗泌尿生殖系疾患，针尖斜向内下方直刺，局部可产生酸麻胀感并传至会阴区。

7. 大赫（交会穴：足少阴、冲脉）

【定位】在下腹部，脐中下 4 寸，前正中线旁开 0.5 寸。

【主治】①男科疾患：遗精，阳痿；②妇科疾患：阴挺，月经不调，带下等；③肠腑疾患：泄泻，痢疾。

【刺法】斜向下直刺 1~1.5 寸。

【针感】可参看"横骨"。

8. 气穴(交会穴:足少阴、冲脉)

【定位】在下腹部,脐中下 3 寸,前正中线旁开 0.5 寸。

【主治】①妇科疾患:月经不调,经闭,崩漏,带下,不孕;②肠腑疾患:泄泻;③泌尿系疾患:小便不利;④其他:奔豚气。

【刺法】斜向下直刺 1~1.5 寸。

【针感】可参看"横骨"。

三、足厥阴肝经

1. 蠡沟(络穴)

【定位】在小腿前内侧,内踝尖上 5 寸,胫骨内侧面的中央。

【主治】①妇科疾患:月经不调,赤白带下,阴挺,阴痒;②男科疾患:阳强,睾丸肿痛;③泌尿系疾患:小便不利;④其他:疝气,胁肋疼痛,小腿内侧疼痛麻木,股神经卡压综合征。

【刺法】平刺 0.5~1.5 寸。

【针感】本穴位于胫骨内侧面下 1/3 处,其内后侧布有隐神经前支。针刺得气时刺激局部皮肤、神经、肌肉可产生酸胀痛感,或沿小腿内侧传至内踝部,与隐神经走行一致。隐神经是股神经最长的皮支,主干伴随股动脉入收肌管,穿过收肌管内侧壁与大隐静脉伴行至膝关节内侧,延伸到小腿内侧直至足内侧缘。分布于膝关节内侧,小腿内侧和足内侧缘皮肤。针刺蠡沟穴可以刺激到隐神经,故常用于治疗股神经卡压所致的下肢内侧感觉、运动障碍。

2. 中都(郄穴)

【定位】在小腿前内侧,内踝尖上 7 寸,胫骨内侧面的中央。

【主治】①气滞证:胁肋疼痛,小腹胀痛,疝气;②妇科疾患:崩漏,恶露不尽;③脾胃疾患:泄泻,痢疾;④下肢疾患:小腿内侧疼痛麻木,股神经卡压综合征。

【刺法】平刺 0.5~1.5 寸。

【针感】本穴在胫骨内侧面中央,其内后侧布有隐神经中支。针感可参看"蠡沟"。可配合蠡沟共同治疗小腿内侧疼痛和股神经卡压综合征。

3. 足五里

【定位】在股内侧,气冲直下 3 寸,动脉搏动处。

【主治】①生殖泌尿系疾患:阴挺,睾丸肿痛,小便不通;②其他:少腹痛,闭孔神经卡压综合征,瘰疬。

【刺法】直刺 0.5~1.5 寸。

【针感】本穴位于长收肌、短收肌处,布有闭孔神经浅、深支。针刺得气时局部肌肉收缩有酸胀感;治疗闭孔神经卡压综合征时,应刺激闭孔神经使针感沿大腿内侧向下传导。闭孔神经起自腰 2~4 前支,于腰大肌内缘穿出,沿闭孔内肌内侧,至闭孔膜下方走行至股部,在闭膜管内部分为前后两个分支。前支的皮支于股中部穿行股薄肌和长收肌到浅部,支配股内侧下 2/3 皮肤的感觉功能。闭孔神经在通过闭孔管和出管向下走行过程中,可能受到肌肉、肌腱、筋膜或其他因素的卡压,就会表现有内收肌瘫痪,大腿不能内收,外旋无力,两下肢交叉困难,亦可能有大腿内侧面皮肤感觉异常等闭孔神经卡压综合征。

4. 阴廉

【定位】在股内侧,气冲直下 2 寸。

注:稍屈髋,屈膝,外展,大腿抗阻力内收时显露出长收肌,在其外缘取穴。

【主治】①妇科疾患:月经不调,带下;②其他:少腹疼痛,闭孔神经卡压综合征。

【刺法】直刺 0.5~1.5 寸。

【针感】本穴位于长收肌、短收肌处,布有股神经的内侧皮支;深层为闭孔神经浅、深支。针刺得气时局部有酸胀感,或沿大腿内侧向下传导,与闭孔神经走行一致。

第四节　足三阳经腧穴

一、足太阳膀胱经

1. 通天

【定位】在头部,前发际正中直上 4 寸,旁开 1.5 寸。

注:承光与络却中点。

【主治】头面五官疾患:头痛,眩晕,鼻塞,鼻衄,鼻渊等。

【刺法】平刺 0.3~0.5 寸。

【针感】本穴位于头部帽状腱膜处,布有枕大神经分支。针刺得气时局部有酸麻胀感,沿枕大神经分布区域,或向前传至额部,或向后传至枕部。枕大神经为第 2 颈神经分支,与枕动脉伴行,经枕部上行,可为头皮后部的主要感觉支,与枕小神经、耳大神经、耳后神经及第 3 颈神经相交通,故可用于治疗头痛、眩晕。

2. 络却

【定位】在头部,前发际正中直上 5.5 寸,旁开 1.5 寸。

注:百会后 0.5 寸,旁开 1.5 寸。

【主治】①头面五官疾患:头晕,头痛,目视不明,耳鸣;②神志疾患:如癫狂痫,失眠,健忘等。

【刺法】平刺 0.3~0.5 寸。

【针感】可参看"通天"。

3. 玉枕

【定位】在头部,横平枕外隆凸上缘,后发际正中旁开 1.3 寸。

注:斜方肌外侧缘直上与枕外隆凸上缘水平线的交点,横平脑户。

【主治】①头项部疾患:头项痛,眩晕;②五官疾患:目痛,鼻塞。

【刺法】平刺 0.3~0.5 寸。

【针感】本穴位于额枕肌枕部。布有枕大神经分支。针刺得气时局部有酸麻胀痛感,或向前传至额部,或向下传至颈部;枕大神经与眶上神经额支交通,治疗目痛时,刺激枕大神经以针感传至眉部为宜。

4. 天柱

【定位】在颈后区,横平第 2 颈椎棘突上际,斜方肌外缘凹陷中。

【主治】①五官疾患:鼻塞,目赤肿痛,目视不明;②痛症:后头痛,项强,肩背腰痛等;③神志疾患:癫狂痫;④其他:热病。

【刺法】直刺或斜刺 0.5~0.8 寸,不可向内上方深刺,以免伤及延髓,但根据作者的临床经验,使用 40mm 的针灸针安全。

【针感】本穴当斜方肌、头夹脊的内侧头、头半棘肌、头后大直肌处,浅层有第 3 颈神经后支的内侧支,深层有枕大神经。针感可参看"玉枕"。

5. 肾俞(背俞穴、肾)

【定位】在腰部,第 2 腰椎棘突下,后正中线旁开 1.5 寸。

注:先定第 12 胸椎棘突,下数第 2 个棘突即第 2 腰椎棘突。

【主治】①益肾助阳:头晕,耳鸣,耳聋,腰酸痛等肾虚疾患;②补肾益精:遗尿,遗精,阳痿,早泄,不育等泌尿生殖系疾患;③调经止带:月经不调,带下,不孕等妇科疾患;④生津止渴:消渴。

【刺法】直刺或斜刺 1~1.5 寸。

【针感】本穴位于背阔肌腱膜、下后锯肌腱膜、竖脊肌、腰大肌处,浅层有第 2、第 3 腰神经后支的皮支,深层有第 2、第 3 腰神经后支的肌支,靠近腹腔的腰大肌内有构成腰丛的脊神经前支穿行。针刺得气时局部肌肉收缩有酸胀感,或沿经从大腿后侧向下传至足部,与脊神经 - 腰骶干神经 - 股神经、坐骨神经 - 胫腓神经走行一致。

6. 志室

【定位】在腰部,第 2 腰椎棘突下,后正中线旁开 3 寸。

注:本穴与内侧的肾俞、命门均位于第 2 腰椎棘突下水平。

【主治】①泌尿生殖系疾患:小便不利,遗精,阳痿,月经不调等;②肾系疾患:水肿;③腰背部疾患:腰脊强痛。

【刺法】直刺 1~1.5 寸。

【针感】本穴位于背阔肌、下后锯肌、竖脊肌、腰方肌处。浅层有第 2、第 3 腰神经后支的外侧皮支,深层有第 2、第 3 腰神经后支的肌支。针感可参看"肾俞"。

7. 气海俞

【定位】在腰部,第 3 腰椎棘突下,后正中线旁开 1.5 寸。

【主治】①胃肠疾患:腹胀,肠鸣,泄泻;②妇科疾患:痛经;③泌尿系疾患:小便频数,遗尿;④腰部疾患:腰痛。

【刺法】直刺 1~1.5 寸。

【针感】本穴浅层有第 3、第 4 腰神经后支的皮支,深层有第 3、第 4 腰神经后支的肌支。穴位局部肌肉与针感可参看"肾俞"。

8. 大肠俞(背俞穴、大肠)

【定位】在腰部,第 4 腰椎棘突下,后正中线旁开 1.5 寸。

【主治】①肠腑疾患:腹胀,泄泻,便秘,腹痛,肠鸣,痢疾等;②腰腿疾患:腰腿疼痛、麻木。

【刺法】直刺 1~3 寸。

【针感】本穴浅层有第 4、第 5 腰神经后支的皮支,深层有第 4、第 5 腰神经后支的肌支。穴位局部肌肉与针感可参看"肾俞"。

9. 关元俞

【定位】在腰部,第 5 腰椎棘突下,后正中线旁开 1.5 寸。

【主治】①肠腑疾患:腹胀,泄泻,腹痛,肠鸣;②腰部疾患:腰骶痛;③泌尿系疾患:小便频数或不利,遗尿。

【刺法】直刺 1~3 寸。

【针感】本穴浅层有第 5 腰神经和第 1 骶神经后支的皮支,深层有第 5 腰神经后支的肌支。穴位局部肌肉与针感可参看"肾俞"。

10. 白环俞

【定位】在骶部,横平第 4 骶后孔,骶正中嵴旁开 1.5 寸。

注:骶管裂孔旁开 1.5 寸,横平下髎。

【主治】①泌尿生殖系疾患:大小便不利,遗精,阳痿;②妇科疾患:月经不调,带下,痛经;③腰部疾患:腰骶痛;④其他:疝气。

【刺法】直刺 1~1.5 寸。

【针感】本穴位于臀大肌,骶结节韧带下内缘处,浅层有臀中和臀下皮神经;深层为阴部神经。针刺得气时局部有酸麻胀感,或传至会阴部,与骶神经-阴部神经走行一致。阴部神经来自阴部神经丛,神经纤维由骶 2、骶 3、骶 4 神经前支组成,内含许多副交感神经纤维,为其治疗泌尿生殖系统疾患提供了解剖学基础。

11. 秩边

【定位】(1)国标:在臀部,横平第 4 骶后孔,骶正中嵴旁开 3 寸。

注:本穴位于骶管裂孔旁开 3 寸,横平白环俞。

(2)作者:俯卧,平骶管裂孔,与委中、殷门连线的延长线的交点。

【主治】①腰腿疾患:腰骶痛,下肢痿痹等;②泌尿系疾患:小便不利,癃闭;③肠腑疾患:便秘;④前后二阴疾患:痔疮,阴痛。

【刺法】直刺 2.5~3 寸。

【针感】本穴位于臀大肌,梨状肌下缘处,浅层有臀下神经及股后皮神经,外侧为坐骨神经。临床上第 4 骶后孔不易寻找,经作者多年临床经验及解剖学习,亦向解剖专家讨教,一致认为骶管裂孔平第4骶后孔,国标之注解亦支持此观点,故而临床上取之于"俯卧,平骶管裂孔,与委中、殷门连线的延长线的交点"。针刺得气时局部有酸麻胀感;治疗坐骨神经痛时,在秩边穴直刺2.5~3寸刺中坐骨神经,可使针感传至臀部或下肢部。

12. 上髎

【定位】在骶部,正对第1骶后孔中。

注:从次髎向上触摸到的凹陷即第1骶后孔。

【主治】①腰部疾患:腰骶痛;②妇科疾患:月经不调,痛经,带下,阴挺等;③前后二阴疾患:大小便不利,遗精,阳痿;④其他:疝气。

【刺法】直刺1~1.5寸,针尖微倾向骶正中嵴及尾骨侧。

【针感】本穴位于竖脊肌、臀大肌起始部,浅层有臀中皮神经,深层有第1骶神经后支。针刺得气时局部有酸麻胀感;治疗妇科疾患时,深刺可触及盆腔神经丛,可使针感传至臀部;八髎穴(上髎、次髎、中髎、下髎,左右共八穴)处的第1至第4骶神经后支,与发出坐骨神经、阴部神经的骶神经前支在同一脊髓平面,亦为八髎穴治疗腰骶疼痛及前后二阴疾患提供解剖学基础。

13. 次髎

【定位】在骶部,第2骶后孔中。

注:俯卧,于第2骶后孔中取之。髂后上棘与第2骶椎棘突连线的中点凹陷处,即第2骶后孔。

【主治】①妇科疾患:月经不调,痛经,带下等;②泌尿生殖系疾患:小便不利,遗精,阳痿等;③痹证:腰骶痛,下肢痿痹;④其他:疝气。

【刺法】直刺1~1.5寸,针尖微倾向骶正中嵴及尾骨侧。

【针感】本穴深层当第2骶神经后支,局部解剖与针感可参看"上髎"。

14. 中髎

【定位】在骶部,正对第3骶后孔中。

注:次髎向下触摸到的第1个凹陷即第3骶后孔。

【主治】①肠腑疾患:便秘,泄泻;②泌尿系疾患:小便不利;③妇科疾患:月经不调,痛经,带下;④腰骶部疾患:腰骶痛。

【刺法】直刺1~1.5寸,针尖微倾向骶正中嵴及尾骨侧。

【针感】本穴深层当第3骶神经后支,局部解剖与针感可参看"上髎"。

15. 下髎

【定位】在骶部,正对第4骶后孔中。

注:次髎向下触摸到的第2个凹陷即第4骶后孔,横平骶管裂孔。

【主治】①肠腑疾患:腹痛,便秘;②泌尿系疾患:小便不利;③妇科疾患:月经不调,痛经,带下;④腰骶部疾患:腰骶痛。

【刺法】直刺1~1.5寸,针尖微倾向骶正中嵴及尾骨侧。

【针感】本穴深层当第4骶神经后支,局部解剖与针感可参看"上髎"。

16. 会阳

【定位】在臀部,尾骨端旁开0.5寸。

注:俯卧或跪伏位,按取尾骨下端旁软陷处取穴。

【主治】①前后二阴疾患:痔疾,便血;②肠腑疾患:泄泻,便秘;③男科疾患:阳痿;④妇科疾患:带下病。

【刺法】针尖向前正中线倾斜刺1~3寸。

【针感】本穴位于臀大肌处,浅层有尾神经,深部有阴部内神经。针刺得气时局部有酸麻胀感;治疗阳痿、带下时,针尖向前正中线倾斜刺1~3寸,使针感传至会阴部,与阴部神经、尾神经走行一致。

17. 承扶

【定位】(1)国标:在臀部,臀沟的中点。

(2)作者:委中与殷门连线的延长线与臀横纹的交点。

【主治】①痹证:腰、骶、臀、股部疼痛;②其他:痔疮。

【刺法】直刺1.5~2.5寸。

【针感】本穴位于臀大肌下缘,股二头肌长头、半腱肌处,浅层有股后皮神经,深层为坐骨神经。针刺得气时刺激局部神经、肌肉产生酸麻胀感,并主要可引起两种感传方式:①沿股后侧向下传至内踝部,进而传至足底,与坐骨神经-胫神经走行一致;②沿股后侧向下传至腘窝,再沿小腿外侧传至足背,与坐骨神经-腓总神经走行一致。

18. 殷门

【定位】在股后侧,臀沟下6寸,股二头肌与半腱肌之间。

注1:俯卧,膝关节抗阻力屈曲显示出半腱肌和股二头肌,同时大腿做内旋和外旋时,指下感觉更明显。

注2：于承扶与委中连线的中点上1寸处取穴。

【主治】腰腿疾患：腰痛，下肢痿痹。

【刺法】针尖向外侧与皮肤呈80°斜刺2~3寸。

【针感】本穴位于半腱肌与股二头肌之间，浅层有股后皮神经，深层正当坐骨神经。针感可参看"承扶"。

19. 浮郄

【定位】在膝后侧，腘横纹上1寸，股二头肌腱的内侧缘。

注：稍屈膝，委阳上1寸，股二头肌腱内侧缘取穴。

【主治】①下肢部疾患：股腘部疼痛、麻木，腓总神经痛；②其他：便秘。

【刺法】直刺1~1.5寸。

【针感】本穴位于股二头肌腱内侧，浅层有股后皮神经，深层正当腓总神经处。针刺得气时局部有酸麻胀感，或沿小腿外侧传至足部，与腓总神经及其分支走行一致。腓总神经自腘窝上角由坐骨神经分出，在腓骨头后面绕过腓骨颈进入腓肠肌，在该处分为腓浅、深神经。①腓浅神经：发出肌支支配腓骨长、短肌，分布于小腿内侧，足背及除第1趾及与第2趾毗邻缘以外的各趾皮肤。②腓深神经：沿途分支支配胫骨前肌、趾长伸肌、跗长伸肌和第三腓骨肌，并发关节支至踝关节。其两终支分别支配跗短伸肌、趾短伸肌、骨间背侧肌及第1跖骨背面皮肤。

20. 委阳（下合穴、三焦）

【定位】在膝后外侧，腘横纹上，股二头肌腱的内侧缘。

注：稍屈膝，即可显露明显的股二头肌腱。

【主治】①通利三焦：腹满，小便不利，水肿；②腰腿疾患：腰脊强痛，腿足挛痛，下肢痿痹，腓总神经痛。

【刺法】直刺1~1.5寸。

【针感】本穴位于股二头肌腱内侧、腓肠肌外侧头、腘肌处，浅层有股后皮神经，深层有腓总神经。针刺得气时局部有酸麻胀感；治疗腿足挛痛时，可刺至腓总神经使针感沿小腿外侧传至足背。

21. 委中（合穴，下合穴、膀胱）

【定位】（1）国标：在膝后侧，腘横纹中点。

（2）作者：在膝后区，腘横纹中点偏向外侧，约位于十一分之六处。

【主治】①强腰止痛,活血通络,祛风湿:腰背痛,下肢痿痹等;②清热解毒:瘾疹,丹毒,皮肤瘙痒,疔疮;③急症:腹痛,急性吐泻等;④泌尿系疾患:小便不利,遗尿。

【刺法】直刺1~1.5寸或浅刺0.5~0.8寸。

【针感】本穴位于腓肠肌内、外侧头之间,浅层有股后皮神经、腓肠内侧皮神经,深层有胫神经。进针时针尖稍稍向外倾斜,大概与体表呈80°角时更易获得针感,针刺得气时局部有酸麻胀感;治疗坐骨神经痛之胫神经分支痛及足跟痛属胫神经卡压症患者时,须刺中胫神经,产生麻电感并传至足跟或足底;治疗坐骨神经痛伴小腿外侧与足外侧、小趾不适者时,针尖稍稍向外调整,刺中腓肠内侧皮神经,使麻电感传至小腿后侧或沿足背外侧缘传至足小趾端;对于膝关节病患者,可直刺通过股骨髁间窝与胫骨髁间隆起之间的缝隙,依次穿过后、前交叉韧带,刺至髌骨后面。

22. 合阳

【定位】在小腿后侧,腘横纹下2寸,腓肠肌内、外侧头之间。

注:在委中与承山的连线上,委中直下2寸。

【主治】①腰部及下肢疾患:腰脊强痛,下肢痿痹;②外科疾患:疝气;③妇科疾患:崩漏。

【刺法】直刺0.5~1寸。

【针感】本穴位于腓肠肌两肌腹之间、比目鱼肌处,浅层有腓肠内侧皮神经,深层有胫神经。针刺得气时局部有酸麻胀感,或沿小腿后侧传至足部,与胫神经走行一致。

23. 承筋

【定位】在小腿后侧,腘横纹下5寸,腓肠肌两肌腹之间。

注:合阳与承山连线的中点。

【主治】①腰腿疾患:腰腿拘急、疼痛;②其他:痔疾,腋下肿。

【刺法】直刺1~1.5寸。

【针感】可参看“合阳”。

24. 承山

【定位】在小腿后侧,腓肠肌两肌腹与肌腱交角处。

注:伸直小腿或足跟上提时,腓肠肌肌腹下出现尖角凹陷中(即腓肠肌内、

外侧头分开的地方,呈"人"字形沟)。

【主治】①舒筋活络:腰腿拘急、疼痛;②固化脾土:痔疾,便秘;③理气止痛:腹痛,疝气。

【刺法】直刺 2~2.5 寸。

【针感】本穴位于腓肠肌两肌腹交界下端、比目鱼肌处。局部神经及针感可参看"合阳"。

25. 飞扬(络穴)

【定位】在小腿后外侧,腓肠肌外下缘与跟腱移行处,约当昆仑直上 7 寸。

注:承山外侧斜下方 1 寸处,下直昆仑。

【主治】①腰腿疾患:腰腿疼痛,下肢无力;②头面五官疾患:头痛,目眩,鼻塞,鼻衄;③其他:痔疾,癫疾。

【刺法】斜向内侧刺 1~1.5 寸。

【针感】本穴位于腓肠肌、比目鱼肌、跗长屈肌处。局部神经及针感可参看"合阳"。

26. 跗阳(郄穴、阳跷脉,交会穴:足太阳、阳跷脉)

【定位】在小腿后外侧,昆仑直上 3 寸,腓骨与跟腱之间。

【主治】①腰腿疾患:腰骶痛、下肢痿痹、外踝肿痛等;②头部疾患:头痛、头重、目眩。

【刺法】斜向内侧刺 1~1.5 寸。

【针感】本穴位于跟腱外前缘,跗长屈肌处,浅层有腓肠神经。针刺得气时,刺激局部神经、肌肉产生酸麻胀感,或沿小腿后侧传至足部外侧,与腓肠神经走行一致。

27. 昆仑(经穴)

【定位】在踝后外侧,外踝尖与跟腱之间的凹陷中。

【主治】①头面五官疾患:后头痛,项强,目眩;②腰腿疾患:腰骶疼痛,足踝肿痛,下肢痿痹;③其他:癫痫,滞产。

【刺法】浅刺 0.5~0.8 寸。孕妇禁用,经期慎用。

【针感】本穴位于跟腱前方的疏松结缔组织中,浅层有腓肠神经,深层达对侧有胫神经。针刺得气时局部有酸麻胀感,可能与刺激结缔组织释放的生物活性物质引起神经传入有关;治疗膝关节和小腿及足外侧疼痛时,浅刺腓肠神经,可使针感传至腓肠神经走行分布区。腓肠神经由腓总神经发出的腓肠外侧皮神经和发自胫神经的腓肠内侧皮神经汇合而成,并沿小腿后侧走行至足背外侧,支配小腿后外侧和外踝、足外侧和第 4、第 5 趾的皮肤。

28. 金门(郄穴,交会穴:足太阳、阳维脉)

【定位】在足背,外踝前缘直下,第 5 跖骨粗隆后方,骰骨下缘凹陷中。

【主治】①通经活络:头痛,腰痛,下肢痿痹,外踝痛等;②安神开窍:癫痫,小儿惊风。

【刺法】直刺 0.3~0.5 寸。

【针感】本穴位于腓骨长肌腱、小趾外展肌之间,布有足背外侧皮神经,深层为足底外侧神经。浅刺得气时局部有酸麻胀感,或沿足部传至足背和足趾,与足背外侧皮神经走行一致。足背外侧皮神经是腓肠神经的终支,经外踝后方转至足背外侧,分布于足背和小趾外侧缘的皮肤。

29. 京骨(原穴)

【定位】在足外侧,第 5 跖骨粗隆前下方,赤白肉际处。

注:在足外侧缘,约当足跟与跖趾关节连线的中点处可触到明显隆起的骨,即第 5 跖骨粗隆。

【主治】①头项部疾患:头痛,项强;②腰腿疾患:腰腿痛,足跟痛;③神志疾患:癫痫;④其他:目翳。

【刺法】直刺 0.3~0.5 寸。

【针感】本穴位于小趾外展肌处,局部神经及针感可参看"金门"。

30. 束骨(输穴)

【定位】在足外侧,第 5 跖趾关节的近端,赤白肉际处。

【主治】①头部疾患:头痛,项强,目眩等;②腰腿疾患:腰腿痛,足痛;③神志疾患:癫狂。

【刺法】直刺 0.3~0.5 寸。

【针感】本穴位于小趾外展肌下方。分布有第 4 跖趾侧神经及足背外侧皮神经。针感可参看"金门"。治疗足趾活动不利时可向对侧平刺、深刺,进针应缓慢、轻柔,以防痉挛。

二、足少阳胆经

1. 完骨（交会穴：足少阳、足太阳经脉）

【定位】（1）国标：在颈部，耳后乳突的后下方凹陷中。

（2）作者：当耳后乳突下缘与胸锁乳突肌后缘交点处。

【主治】①头面五官疾患：头痛，颊肿，喉痹，面瘫；②其他：颈项强痛，癫痫，疟疾。

【刺法】斜刺 0.5~0.8 寸。

【针感】本穴位于胸锁乳突肌附着部、头夹肌处。布有枕小神经主干、面神经耳后支。针刺得气时刺激局部神经、肌肉产生酸麻胀感，或沿耳后传至颞部，与耳后神经走行一致。

2. 阳白（交会穴：足少阳、阳维脉）

【定位】在头部，眉上 1 寸，瞳孔直上。

【主治】头面五官疾患：头痛，前额疼痛，面瘫，面肌痉挛，结膜炎，角膜炎，白内障，近视，远视，雀目，目痛，目眩，外眦疼痛。

【刺法】平刺 0.5~1 寸；阳白四透即分别向上星、头维、攒竹、丝竹空方向平刺 1 寸。

【针感】本穴位于额肌处，布有眶上神经分支、面神经颞支。针刺得气时刺激局部皮肤、肌肉产生酸胀痛感，或沿面部传至眼部。临床中可以采用阳白四透法，增加对额肌与神经双方面的广泛刺激，应用于周围性面瘫所引起的额纹消失等症。

3. 承灵（交会穴：足少阳、阳维脉）

【定位】在头部，前发际上 4 寸，瞳孔直上。

【主治】①头面五官疾患：头痛，眩晕，目痛，鼻渊，鼻衄，鼻窒；②神志疾患：失眠，癫痫。

【刺法】平刺 0.5~0.8 寸。

【针感】本穴位于帽状腱膜中，布有枕大神经分支。针刺得气时刺激局部神经、肌肉产生酸麻胀感，或沿经传至前额部，与兴奋在枕大神经分支及枕额肌的传导有关。

4. 脑空（交会穴：足少阳、阳维脉）

【定位】在头部，横平枕外隆凸的上缘，风池直上。

【主治】①头面五官疾患：头痛，颈项强痛，目眩，目赤肿痛，鼻痛，耳聋；②其他：癫痫，惊悸。

【刺法】平刺或斜刺 0.5~0.8 寸，针尖可向风池方向平刺。

【针感】本穴位于枕肌处，布有枕大神经分支。针刺得气时刺激局部神经、肌肉产生酸麻胀感，或沿经传至头顶及前额，与兴奋在枕大神经及枕肌的传导有关。

5. 风池（交会穴：足少阳、阳维脉）

【定位】在项部，枕骨之下，胸锁乳突肌上端与斜方肌上端之间的凹陷中。

【主治】①疏通经络：头痛，颈项痛。②平息内风：热极生风，高热，神昏，抽搐，癫痫；肝阳化风，偏头痛，目赤肿痛，近视，眩晕，耳鸣，耳聋，头目涨痛，中风，高血压；阴虚风动，半身不遂，记忆力减退，面瘫，不语，偏身麻木，失眠，眩晕，手足心热；血虚生风，面色苍白或萎黄，肢体麻木，手足徐徐抽动等。③疏散外风：面瘫，恶风，发热，汗出，头身疼痛，鼻塞，喷嚏，咳嗽，咽喉痒痛，皮肤瘙痒，水肿，发疹。

【刺法】直刺 0.5~1.2 寸。治疗鼻部疾患时针尖方向指向鼻尖；治疗咽喉疾患时针尖方向指向喉结；治疗眼病、偏头痛时针尖方向指向眼睛；治疗耳病时针尖方向指向眼睛和鼻尖均可；治疗颈椎病、落枕等头项强痛时针尖方向指向对侧风池。

【针感】本穴位于胸锁乳突肌与斜方肌上端附着部、头半棘肌处，布有枕小神经分支、枕大神经。针刺得气时刺激局部神经、肌肉产生酸麻胀感，或沿经传至头顶及前额，与兴奋在枕大神经及胸锁乳突肌、斜方肌、枕肌的传导有关。

6. 五枢（交会穴：足少阳、带脉）

【定位】在下腹部，横平脐下 3 寸，髂前上棘内侧。

【主治】①妇科疾患：阴挺，月经不调，赤白带下；②肠腑疾患：少腹痛，便秘；③其他疾患：腰胯痛，疝气。

【刺法】直刺 1~1.5 寸。

【针感】本穴位于腹外斜肌、腹内斜肌、腹横肌处,布有髂腹下神经、髂腹股沟神经。针刺得气时刺激局部肌肉产生酸胀感,或有针感沿腹部向下传导,与兴奋在腹股沟神经及腹肌的传导有关。

7. 维道(交会穴:足少阳、带脉)

【定位】在下腹部,髂前上棘内下 0.5 寸。

【主治】①妇科疾患:阴挺,月经不调,赤白带下;②肠腑疾患:少腹痛,便秘;③其他疾患:腰胯痛,疝气。

【刺法】直刺或斜刺 1~1.5 寸。治疗便秘时可深刺,但不留针。

【针感】可参看"五枢"。

8. 环跳(交会穴:足少阳、足太阳经脉)

【定位】在臀部,股骨大转子最凸点与骶管裂孔连线的外 1/3 与内 2/3 交点处。

【主治】①腰腿疾患:腰椎病,挫闪腰痛,坐骨神经痛,髋关节炎、腰髋疼痛,半身不遂,下肢痿痹,腰扭伤,膝踝肿痛;②其他疾患:风疹,荨麻疹。

【刺法】直刺 1.5~3 寸。

【针感】本穴位于臀大肌、梨状肌下缘,浅层有臀下皮神经,深层有臀下神经,最深部正当坐骨神经干。针刺得气时刺激局部神经、肌肉产生酸麻胀感;此外可以产生两种传导的针感,第一种可传导至下肢后面,即与足太阳经一致,在生理解剖上与胫神经的分布重合,另一种针感是沿大腿后面传到小腿外侧可达足背,即与足少阳经或足阳明经一致,在生理解剖上与腓深神经或腓浅神经分布重合。坐骨神经由大量神经纤维构成,环跳穴下的神经纤维偏于外侧的为腓总神经纤维,偏内侧则为胫神经纤维。临证时应根据病情,做到分经得气,驾驭针感,达到"刺之要,气至而有效"的目的。还要视患者的年龄、体质、病情及针刺后的反应,有的放矢地调整针感强度。

9. 风市

【定位】在股外侧,腘横纹上 9 寸,髂胫束后缘。

【主治】①腰腿疾患:半身不遂,股外侧皮神经炎,坐骨神经痛,下肢痿痹,肢体麻木;②皮肤病:荨麻疹,遍身瘙痒。

【刺法】直刺 1~1.5 寸。

【针感】本穴位于髂胫束、股外侧肌处,布有股外侧皮神经、股神经肌支。针刺时依次刺过髂胫束、股外侧肌、股中间肌,刺激肌肉收缩,得气时局部有酸胀感,或有针感沿大腿外侧传至膝部,与股外侧皮神经走行一致。

10. 阳陵泉(合穴,下合穴、胆,八会穴、筋会)

【定位】(1)国标:在小腿外侧,腓骨头前下方凹陷中。

(2)作者:在腓骨头前缘垂直切线和下缘水平切线的交点。

【主治】①通经活络:膝关节痛,下肢痿痹,下肢麻木,下肢不遂,膝关节肿痛,坐骨神经痛,肩周炎;②疏肝利胆:胸胁胀满疼痛,黄疸,口苦;③疏肝健脾和胃:呕吐,吞酸,胃脘痛,脘腹胀满,不思饮食;④调肝养血止痛:月经不调,乳房胀痛,少腹胀痛;⑤疏肝解郁:胸闷不舒,烦躁易怒,失眠,心悸;⑥平肝潜阳:眩晕,耳鸣,耳聋;⑦疏风解痉:小儿惊风。

【刺法】直刺或向下斜刺 1~1.5 寸。

【针感】本穴位于腓骨长肌、趾长伸肌处,浅层有腓肠外侧皮神经,深层为腓总神经分支为腓浅、深神经处。针刺得气刺激局部肌肉收缩产生酸麻胀感,或沿经从小腿外侧传至足背,与腓神经及其分支走行一致。

11. 光明(络穴)

【定位】(1)国标:在小腿外侧,外踝尖上 5 寸,腓骨前缘。

(2)作者:在小腿外侧,外踝尖上 5 寸,腓骨及胫骨之间。

【主治】①眼睛疾患:目痛,夜盲,近视,目痒,青光眼,白内障,视神经萎缩;②乳房疾患:乳房胀痛,乳汁少;③其他:偏头痛,下肢痿痹,半身不遂。

【刺法】直刺 0.5~0.8 寸。

【针感】本穴位于胫骨与腓骨之间,前骨筋膜鞘内,当胫骨前肌、跗长伸肌、趾长伸肌处。浅层有腓肠外侧皮神经分支,深层有腓深神经。针刺得气时刺激局部肌肉收缩产生酸胀感或沿经传至足背,与腓肠神经走行一致。

12. 阳辅(经穴)

【定位】(1)国标:在小腿外侧,外踝尖上 4 寸,腓骨前缘。

(2)作者:在小腿外侧,外踝尖上 4 寸,腓骨与胫骨之间。

【主治】①痛症:偏头痛,目外眦痛,咽喉肿痛,腋下肿痛,胸胁满痛。②其他:瘰疬,下肢痿痹。

【刺法】直刺 0.5~0.8 寸。

【针感】可参看"光明"。

13. 悬钟(八会穴、髓会)

【定位】(1)国标:在小腿外侧,外踝尖上 3 寸,腓骨前缘。

(2)作者:在小腿外侧,外踝尖上 3 寸,腓骨与胫骨之间,颈前动脉搏动处。

【主治】①神志疾患:痴呆,髓海不足,癫狂;②痛症:颈项强痛,胸胁满痛,下肢痿痹;③头部疾患:头痛,眩晕。

【刺法】直刺 0.5~1 寸。

【针感】本穴位于胫骨与腓骨之间,趾长伸肌腱上方,神经分布与针感可参看"光明"。

三、足阳明胃经

1. 四白

【定位】在面部,眶下孔处。

【主治】①头面五官疾患:眼睑𝚤动,目赤肿痛,眼痒,近视,目翳,鼻塞,鼻衄,牙痛,面瘫,三叉神经痛,面肌痉挛,头痛,眩晕;②其他:胆道蛔虫病。

【刺法】直刺或斜刺 0.3~0.5 寸。治疗目疾由下向上斜刺 0.3~0.5 寸;治疗鼻病由外向内平刺 0.3~0.5 寸;治疗三叉神经痛直刺入眶下孔 0.3~0.5 寸。不宜针刺过深,眶下孔处血管神经位置固定,且与眶下管连通,直刺过深可通过眶下孔进入眶下管,导致出血。

【针感】本穴位于眼轮匝肌、提上唇肌处,眶下动脉、静脉,眶下神经三者走行于眶下孔内,另有面神经颧支分布。针刺得气时刺激局部神经、肌肉产生酸麻胀感,或传至上唇及上齿部,与眶下神经及面神经分支的分布一致。

2. 头维(交会穴:足少阳、足阳明、阳维脉)

【定位】在头部,额角发际直上 0.5 寸,头正中线旁开 4.5 寸。

【主治】①头部疾患:头痛,眩晕;②眼部疾患:目赤肿痛,迎风流泪,眼睑𝚤动,眼睑下垂等。

【刺法】平刺 0.3~1.5 寸,治疗眼部疾病针尖方向指向眼睛。

【针感】本穴位于额肌、颞肌上缘帽状腱膜处,布有耳颞神经分支、面神经颞支。针刺得气时刺激局部神经、肌肉产生酸麻胀感,或传至眼周,与面神经颞支走行一致。

3. 人迎（交会穴:足阳明、足少阳经脉）

【定位】在颈前部,横平甲状软骨上缘(约相当于喉结处),胸锁乳突肌前缘,颈总动脉搏动处。

注1:取一侧穴,令患者头转向对侧以显露胸锁乳突肌,抗阻力转动时则肌肉显露更明显。

注2:本穴与扶突、天窗二穴的关系为:胸锁乳突肌前缘为人迎,后缘为天窗,中间为扶突。

【主治】①肺系疾患:咽喉肿痛,气喘;②头面五官疾患:头痛,眩晕,中风后构音障碍;③其他:瘿气,瘰疬。

【刺法】避开颈总动脉,直刺0.3~0.8寸。治疗中风后发音障碍、咽喉部疾病时针尖方向指向喉结。

【针感】本穴位于颈阔肌、胸锁乳突肌前缘、肩胛舌骨肌、咽缩肌处,浅层有颈横神经,深层有交感神经干、舌下神经降支、迷走神经及其分支喉上神经。针刺得气时刺激局部神经、肌肉产生酸麻胀感;为治疗构音障碍时,针刺人迎穴应刺激到喉上神经,使针感传至咽喉部。

4. 天枢（募穴、大肠）

【定位】在上腹部,横平脐中,前正中线旁开2寸。

【主治】①脾胃疾患:便秘,泄泻,腹痛,腹胀肠鸣,痢疾;②妇科疾患:月经不调,痛经;③其他:肥胖。

【刺法】直刺或向下斜刺0.8~1.5寸。

【针感】本穴位于腹外斜肌与腹外斜肌腱膜之间、腹直肌、腹横肌处,浅层有胸第10肋间神经前皮支及前支。针刺得气时刺激局部肌肉收缩产生酸胀感,或有针感沿腹部向下传导,与肋间神经分布一致。

5. 气冲（交会穴:足阳明、冲脉）

【定位】在腹股沟,耻骨联合上缘,前正中线旁开2寸,动脉搏动处。

注:天枢下5寸,曲骨旁开2寸。

【主治】①腹部疾患:肠鸣,腹痛,腹满,疝气;②妇科疾患:月经不调,不

73

孕;③男科疾患:阳痿,阴肿;④其他:奔豚。

【刺法】直刺1~1.5寸。

【针感】本穴位于腹外斜肌腱膜、腹内斜肌下缘、腹横肌腱膜下缘、耻骨肌上缘处,深层为腰丛分支,生殖股神经的生殖支、髂腹股沟神经。针刺得气时刺激局部肌肉收缩产生酸胀感,或有针感向会阴部放射,与生殖股神经及腹股沟神经分布一致。

6. 髀关

【定位】在股前侧,股直肌近端、缝匠肌与阔筋膜张肌3条肌肉之间凹陷中。

注1:跷足,稍屈膝,大腿稍外展外旋,绷紧肌肉,在股直肌近端显现出2条相交叉的肌肉(斜向内侧为缝匠肌,外侧为阔筋膜张肌),3条肌肉间围成一个三角形凹陷,其三角形顶角下凹陷中即为本穴。

注2:约相当于髂前上棘、髌底外侧端连线与耻骨联合下缘水平线的交点处。

【主治】腰腿部疾患:下肢痿痹,腰痛,膝冷,膝关节痛,股外侧皮神经炎等。

【刺法】直刺或斜刺0.5~3寸,可向膝关节方向斜刺。

【针感】本穴位于缝匠肌和阔筋膜张肌、股直肌、股外侧肌内侧处,浅层有股外侧皮神经,深层有股神经分支。针刺得气时刺激局部神经、肌肉产生酸麻胀感,或沿经传至大腿外侧,与股外侧皮神经走行一致。

7. 足三里(合穴,下合穴、胃)

【定位】(1)国标:在小腿外侧,犊鼻下3寸,犊鼻与解溪连线上。

注:在胫骨前肌上取穴。

(2)作者:跷足,稍抬起下肢,沿胫骨前缘向上推至胫骨粗隆,胫骨粗隆外侧旁开正当胫骨前肌与趾长伸肌之间。

【主治】①通经活络:下肢痿痹,中风下肢不遂,足内翻,坐骨神经痛,腓总神经痛;②健脾和胃:胃痛,呕吐,噎膈,腹胀,腹泻,便秘,痢疾,肠痈;③健脾祛痰,调养心神:心悸,胸闷气短,卒心痛,癫狂,妄笑,脏躁,失眠等心系及神志疾患;④理气调经:乳痈,乳癖,缺乳,月经不调,闭经;⑤疏肝和胃,升清降浊:头痛,眩晕,目不明;⑥补中益气:强身健体的保健穴。

【刺法】直刺 1~1.5 寸,针尖方向指向小腿中心。

【针感】本穴位于胫骨前肌和趾长伸肌、胫骨后肌处,浅层有腓肠外侧皮神经,深层有腓总神经的分支腓深神经。针刺得气时刺激局部神经、肌肉产生酸胀感;治疗胫骨前肌无力时,刺激腓深神经使针感沿经从小腿前侧传至足背部。

8. 上巨虚(下合穴、大肠)

【定位】(1)国标:在小腿外侧,犊鼻下 6 寸,犊鼻与解溪连线上。

注:在胫骨前肌上取穴。

(2)作者:跷足,稍抬起下肢,足三里穴下 3 寸,正当胫骨前肌与趾长伸肌之间。

【主治】①脾胃疾患:胃痛,胃胀,肠鸣,腹痛,腹胀,腹泻,便秘,痢疾,肠痛;②妇科疾患:月经不调,闭经,不孕;③下肢疾患:下肢痿痹,小腿酸痛不能屈伸。

【刺法】直刺 1~2 寸。

【针感】本穴位于胫骨前肌和趾长伸肌、姆长伸肌处,浅层有腓肠外侧皮神经,深层有腓深神经。针感可参看"足三里"。

9. 条口

【定位】在小腿外侧,犊鼻下 8 寸,犊鼻与解溪连线上。

注:在胫骨前肌上取穴,横平丰隆。

【主治】①下肢疾患:下肢痿痹,转筋;②上肢疾患:肩臂痛,肩关节周围炎,中风后肩不能举;③腰腹部疾患:腰痛,腰酸,脘腹疼痛。

【刺法】直刺 1~3 寸。治疗四肢关节疼痛病症时,由条口进针向承山方向针刺,一边行针产生酸胀感,一边活动疼痛的关节。

【针感】本穴位于胫骨前肌和趾长伸肌、姆长伸肌处,浅层有腓肠外侧皮神经,深层有腓深神经。针感可参看"足三里"。

10. 下巨虚(下合穴、小肠)

【定位】(1)国标:在小腿外侧,犊鼻下 9 寸,犊鼻与解溪连线上。

注:在胫骨前肌上取穴,横平外丘、阳交。

(2)作者:跷足稍抬起下肢,上巨虚穴下三寸,正当胫骨前肌与趾长伸肌之间。

【主治】①脾胃疾患:胃痛,胃胀,肠鸣,腹痛,腹胀,腹泻,便秘,痢疾,肠痛;②妇科疾患:月经不调,闭经,不孕,乳痛;③下肢疾患:下肢痿痹,小腿酸痛不能屈伸。

【刺法】直刺 1~2 寸。

【针感】本穴位于胫骨前肌和趾长伸肌、鉧长伸肌处,浅层有腓肠外侧皮神经,深层有腓深神经。针感可参看"足三里"。

11. 丰隆(络穴)

【定位】在小腿外侧,外踝尖上 8 寸,胫骨前肌的外缘。

注:犊鼻与解溪连线的中点,条口外侧一横指处。

【主治】①清热祛湿,通络止痛:下肢痿痹,肿痛,中风后足内翻,肩周炎;②清热化痰:头痛,眩晕,咽喉肿痛,失声;③健脾祛湿:腹中切痛,泄泻,痢疾,便秘,腹胀;④豁痰理气:咳嗽,哮喘;⑤行气祛痰湿:心痛,胸胁痛;⑥利水消肿:癃闭,四肢肿,身重,面浮肿;⑦清热利湿:闭经,血崩,带下;⑧理气化痰开窍:癫狂,痫证,善笑,烦心,失眠。

【刺法】直刺 1~3 寸。治疗四肢关节疼痛病症时,向承山方向透刺 1.5~3 寸,边行针产生酸胀感,边活动疼痛的关节。

【针感】本穴位于胫骨前肌外缘、趾长伸肌腱和鉧长伸肌腱处,浅层有腓浅神经,深层有腓深神经。针刺得气时刺激神经、肌肉产生局部或小腿后方酸麻胀感,或沿小腿前侧传至足背部,与腓神经及其分支走行一致。

12. 解溪(经穴)

【定位】在踝前侧,踝关节前面中央凹陷中,鉧长伸肌腱与趾长伸肌腱之间。

注:令足趾上跷,显现足背部两肌腱,穴在两腱之间,相当于内、外踝尖连线的中点处。

【主治】①下肢疾患:下肢痿痹,足踝肿痛,足内翻,足下垂等;②胃肠疾患:腹胀,便秘;③神志疾患:癫狂;④其他:头痛,眩晕。

【刺法】直刺 0.5~1 寸。

【针感】本穴位于鉧长伸肌腱和趾长伸肌腱处,浅层有腓浅神经,深层有腓深神经。针刺得气时刺激局部神经、肌肉产生酸麻胀感,或沿足背传至足趾,与腓神经及其分支走行一致。

13. 冲阳（原穴）

【定位】在足背,第2跖骨基底部与中间楔状骨关节处,可触及足背动脉。

【主治】①下肢疾患:足痿无力;②五官疾患:口眼㖞斜;③脾胃疾患:胃痛;④神志疾患:癫狂病。

【刺法】避开动脉,直刺0.3~0.5寸。

【针感】可参看"解溪"。

14. 陷谷（输穴）

【定位】在足背,第2、3跖骨间,第2跖趾关节近端凹陷中。

【主治】①水液输布失常:水肿;②足踝部疾患:足背肿痛;③头面五官疾患:齿痛,咽喉肿痛,鼻衄,眼痛;④腹部疾患:腹胀,腹痛,肠鸣,便秘,痢疾。

【刺法】直刺或向上斜刺0.5~1寸。

【针感】本穴位于趾长伸肌和趾短伸肌、骨间背侧肌处,浅层有腓深神经的终支,深层有胫神经分支和跖趾总神经。针刺得气时刺激局部皮肤、肌肉产生酸胀痛感,或传至足趾,与胫神经分支及跖趾总神经走行一致。

15. 内庭（荥穴）

【定位】在足背,第2、3趾间,趾蹼缘后方赤白肉际处。

【主治】①头面五官疾患:齿痛,咽喉肿痛,鼻衄,眼痛,口臭;②脾胃疾患:吐酸,腹胀,腹痛,腹泻,便秘,痢疾;③足踝部疾患:足背肿痛,跖趾关节痛。

【刺法】直刺或向足心斜刺0.5~1寸。

【针感】本穴位于趾长伸肌和趾短伸肌处,浅层有腓深神经的终支,深层有胫神经分支。针刺得气时刺激局部皮肤、肌肉产生酸胀痛感,或传至足趾,与胫神经分支走行一致。

第五节　任督二脉

一、任脉

1. 会阴（交会穴:任脉、督脉、冲脉）

【定位】在会阴部,男性在阴囊根部与肛门连线的中点;女性在大阴唇后联合与肛门连线的中点。

注:胸膝位或侧卧位,在前后二阴之间。

【**主治**】①安神定志:昏迷,癫狂痫等;②统理二阴:小便不利,遗尿,阴痛,阴挺,阴痒,脱肛,痔疮等;③调经止带:月经不调,痛经,带下异常,不孕等;④助阳固精:阳痿,遗精,精冷不育等;⑤回阳救逆:溺水窒息,新生儿窒息,煤气中毒等。

【**刺法**】直刺 0.5~1 寸;孕妇慎用。

【**针感**】本穴位于海绵体的中央,有会阴浅、深横肌,布有会阴神经的分支。针刺得气时刺激局部神经、肌肉、结缔组织等,使男性下尿道如虫行感直达阴茎末端,女性外阴部有紧缩麻酥样感;针尖向两侧偏斜时,得气感可沿股内侧达膝关节处,与会阴神经 - 骶神经前支 - 坐骨神经走行一致。

2. 曲骨(交会穴:任脉、足厥阴经脉)

【**定位**】在下腹部,耻骨联合上缘,前正中线上。

【**主治**】①泌尿系疾患:水肿,癃闭,淋证,尿频,尿失禁等;②男科疾患:遗精,阳痿,精冷不育等;③妇科疾患:月经不调,痛经,带下异常,不孕,滑胎等。

【**刺法**】直刺 1~1.5 寸;孕妇慎用。

【**针感**】本穴位于腹白线上,布有髂腹下神经的分支。针刺得气时刺激局部神经、肌肉产生酸胀感,或男性针感向阴茎感传,女性针感向阴蒂感传。

3. 中极(募穴、膀胱,交会穴:任脉、足三阴经脉)

【**定位**】在下腹部,脐中下 4 寸,前正中线上。

【**主治**】①利尿通淋:水肿,癃闭,淋证,尿失禁等泌尿系疾患;②助阳固精:遗精,阳痿,早泄,精冷不育等男科疾患;③调经止带:月经不调,崩漏,不孕,产后恶露不尽等妇科疾患;④散寒理气:下焦虚寒证,疝气、奔豚等症。

【**刺法**】直刺 1~1.5 寸,可灸;孕妇慎用。

【**针感**】本穴位于腹白线上,布有髂腹下神经的前皮支。针感可参看"曲骨"。

4. 关元(募穴、小肠,交会穴:任脉、足三阴、冲脉)

【**定位**】在下腹部,脐中下 3 寸,前正中线上。

【主治】①培元固脱:脱证,痿证,虚劳冷惫,羸瘦无力等;②统理肠腑:腹泻,痢疾,脱肛,便血等;③利尿通淋:淋证,尿血,尿闭,尿频等;④助阳固精:遗精,阳痿,早泄,精冷不育等;⑤调经止带:月经不调,痛经,宫冷不孕,带下异常等;⑥滋肾潜阳:中风神昏,厥证,心烦失眠,口舌生疮等。

【刺法】直刺 1~1.5 寸,灸法多用雀啄,以局部温热感为宜。

【针感】本穴位于腹白线上,浅层有第 12 肋间神经前皮支的内侧支。针感可参看"曲骨"。

5. 石门(募穴、三焦)

【定位】在下腹部,脐中下 2 寸,前正中线上。

【主治】①肠腑疾患:腹泻腹痛,嗳气吞酸,痢疾便秘等;②泌尿系疾患:淋证,尿血,尿闭,尿频等;③男科疾患:遗精,阳痿,早泄,白浊等;④妇科疾患:月经不调,痛经,经闭,崩漏,带下等;⑤下焦虚寒:疝气,奔豚等。

【刺法】直刺 1~1.5 寸;孕妇慎用。

【针感】本穴位于腹白线上,浅层有第 11 肋间神经前皮支的内侧支。针感可参看"曲骨"。

6. 气海

【定位】在下腹部,脐中下 1.5 寸,前正中线上。

【主治】①益气补虚:虚脱、形体羸瘦,脏气衰惫,乏力等;②统理肠腑:腹泻腹痛,嗳气吞酸,痢疾,便秘等;③利尿通淋:淋证,尿血,尿闭,尿频等;④固精止遗:遗精,阳痿,早泄,白浊等;⑤调经止带:月经不调,痛经,经闭,崩漏,带下等;⑥保健灸常用穴。

【刺法】直刺 1~1.5 寸,多用灸法;孕妇慎用。

【针感】本穴位于腹白线上,浅层有第 11 肋间神经前皮支的内侧支。针感可参看"曲骨"。

7. 阴交(交会穴:任脉、冲脉)

【定位】在下腹部,脐中下 1 寸,前正中线上。

【主治】①腹部疾患:腹痛,疝气,奔豚等;②泌尿系疾患:淋证,水肿,小便不利等;③妇科疾患:月经不调,痛经,经闭,崩漏,带下等。

【刺法】直刺 1~1.5 寸;孕妇慎用。

【针感】本穴位于腹白线上,浅层有第 10 肋间神经前皮支的内侧支。针感可参看"曲骨"。

8. 中脘(募穴、胃,八会穴、腑会,交会穴:任脉、手太阳、手少阳、足阳明)

【定位】在上腹部,脐中上 4 寸,前正中线上。

【主治】①理气和胃:腹痛,腹胀痞满,呃逆,小儿疳积等;②健脾利水:大便溏泄不调,水肿,小便不利等;③疏肝利胆:胁痛,黄疸,臌胀,疟疾等;④宣通心气,安神定悸:心悸,胸痹,脏躁,癫狂,不寐等;⑤益气补虚:虚脱,形体羸瘦,脏气衰惫,乏力等。

【刺法】直刺 1~1.5 寸。

【针感】本穴位于腹白线上,布有第 7、8 肋间神经前皮支的内侧支。针刺得气时刺激局部肌肉收缩产生酸胀感,或有针感沿腹部向下感传,与兴奋在腹肌中的传导有关。

9. 上脘(交会穴:任脉、手太阳、足阳明经脉)

【定位】在上腹部,脐中上 5 寸,前正中线上。

【主治】①脾胃疾患:腹痛,腹胀痞满,呃逆,小儿疳积等;②脾失健运,气郁痰结而致的癫狂痫等神志病。

【刺法】直刺 1~1.5 寸。

【针感】本穴位于腹白线上,布有第 7 肋间神经前皮支的内侧支。针感可参看"中脘"。

10. 廉泉(交会穴:任脉、阴维脉)

【定位】在颈前部,甲状软骨上缘(约相当于喉结处)上方,舌骨上缘凹陷中前正中线上。

【主治】口舌咽喉部疾患:中风失语,暴喑,吞咽困难,舌缓流涎,舌下肿痛,咽喉肿痛等。

【刺法】向舌根斜刺 0.5~0.8 寸,可用合谷刺。

【针感】本穴位于舌骨上方,左右颏舌骨肌之间,深部有甲状舌骨肌、颏舌肌。浅层有颈横神经的分支,深层布有舌下神经及舌咽神经的分支。针刺得气时刺激局部神经、肌肉产生酸胀感,或针感向舌根部放射,与舌下神经及舌咽神经的分支分布一致。

二、督脉

1. 长强（络穴,交会穴:督脉、足少阴、足少阳经脉）

【定位】在会阴部,尾骨下方,尾骨端与肛门连线的中点处。

【主治】①肠腑疾患:腹泻,痢疾,便血,便秘,痔疮,脱肛等;②神志疾患:癫狂痫等;③其他:腰骶部疼痛。

【刺法】紧贴骶骨外侧面进针0.8~1寸。不宜直刺,以免伤及直肠。

【针感】本穴位于肛尾韧带中。布有尾神经后支及肛门神经。针刺得气时刺激局部肌肉收缩产生酸胀感,或针感向肛门部放射,与尾神经、肛门神经及其分支分布一致。

2. 腰俞

【定位】在骶部,正对骶管裂孔,后正中线上。

注:臀裂正上方的小凹陷即骶管裂孔。

【主治】①妇科疾患:月经不调,经闭,痛经等;②腰腿部疾患:腰脊强痛,下肢痿痹等;③神志疾患:癫狂痫等;④肠腑疾患:腹泻,痢疾便血,便秘,痔疮,脱肛等。

【刺法】向上斜刺0.5~1寸。

【针感】本穴位于骶后韧带、腰背筋膜中,布有尾神经分支。针感可参看"长强"。

3. 腰阳关

【定位】在腰部,第4腰椎棘突下凹陷中,后正中线上。

【主治】①腰腿部疾患:腰骶疼痛,下肢痿痹;②妇科疾患:月经不调,痛经,赤白带下,宫冷不孕等;③男科疾患:遗精,阳痿,精冷不育等。

【刺法】直刺0.5~1寸,多用灸法。

【针感】本穴位于腰背筋膜、棘上韧带及棘间韧带中,布有腰神经后支的内侧支、马尾神经。针刺得气时刺激局部肌肉收缩产生酸胀感,或针感沿脊柱向上或向下放射,与脊神经走行一致。

4. 命门

【定位】在腰部,第2腰椎棘突下凹陷中,后正中线上。

【主治】①强腰舒筋:腰脊强痛,下肢痿痹,急性腰扭伤;②温肾调经:

月经不调,痛经,经闭,赤白带下,不孕等;③固精止遗:遗精遗尿,阳痿早泄,精冷不育;④温中缓急:小腹冷痛,腹泻;⑤温通心阳:心悸,胸痹,多寐等。

【刺法】向上斜刺0.5~1寸,多用艾灸法或贴药灸法。

【针感】本穴位于腰背筋膜、棘上韧带及棘间韧带中,布有腰神经后支的内侧支。针感可参看"腰阳关"。

5. 悬枢

【定位】在腰部,第1腰椎棘突下凹陷中,后正中线上。

注:先定第12胸椎棘突,往下1个棘突即第1腰椎。

【主治】①腰腿部疾患:腰脊强痛,下肢痿痹;②胃肠疾患:腹胀,腹痛,完谷不化,腹泻,痢疾等。

【刺法】向上斜刺0.5~1寸。

【针感】可参看"腰阳关"。

6. 脊中

【定位】在背部,第11胸椎棘突下凹陷中,后正中线上。

注:先定第12胸椎棘突,往上1个棘突即第11胸椎。

【主治】①神志疾患:癫狂痫等;②肝胆疾患:胁痛,臌胀,黄疸等;③脾胃肠腑疾患:消化不良,腹满,胃痛,食欲不振,腹泻,痢疾,痔疮,脱肛,便血等;④腰腿部疾患:腰脊强痛,下肢痿痹。

【刺法】向上斜刺0.5~1寸。

【针感】本穴位于腰背筋膜、棘上韧带及棘间韧带中,布有第11胸神经后支的内侧支。针感可参看"腰阳关"。

7. 中枢

【定位】在背部,第10胸椎棘突下凹陷中,后正中线上。

注:先定第12胸椎棘突,往上2个棘突即第10胸椎。

【主治】①肝胆疾患:胁痛、臌胀、黄疸等;②脾胃疾患:呕吐、腹满、胃痛、食欲不振等;③腰腿部疾患:腰脊强痛,下肢痿痹。

【刺法】向上斜刺0.5~1寸。

【针感】本穴位于腰背筋膜、棘上韧带及棘间韧带中,布有第10胸神经后支的内侧支。针感可参看"腰阳关"。

8. 筋缩

【定位】在背部,第 9 胸椎棘突下凹陷中,后正中线上。

注:从至阳向下 2 个棘突,其下方凹陷中。

【主治】①筋病:抽搐,脊强,四肢不收,筋挛拘急等;②神志疾患:癫狂痫等;③脾胃疾患:呕吐,腹满,胃痛,食欲不振等;④肝胆疾患:胁痛,臌胀,黄疸等。

【刺法】向上斜刺 0.5~1 寸。

【针感】本穴位于腰背筋膜、棘上韧带及棘间韧带中,布有第 9 胸神经后支的内侧支。针感可参看“腰阳关”。

9. 至阳

【定位】在背部,第 7 胸椎棘突下凹陷中,后正中线上。

注:坐位时,宜抱肘展肩取该穴。

【主治】①肝胆疾患:胁痛,胁肋胀满,臌胀,黄疸等;②心肺疾患:心痛,心悸,咳嗽、气喘等;③神志疾患:失眠,心烦,癫狂痫等;④腰腿部疾患:腰脊强痛,下肢痿痹。

【刺法】向上斜刺 0.5~1 寸。

【针感】本穴位于腰背筋膜、棘上韧带及棘间韧带中,布有第 7 胸神经后支的内侧支。针感可参看“腰阳关”。

10. 灵台

【定位】在背部,第 6 胸椎棘突下凹陷中,后正中线上。

注:从至阳向上 1 个棘突,其上方凹陷中。

【主治】①脊柱疾患:腰脊疼痛,项强,肩背痛;②心肺疾患:心痛,心悸,咳嗽、气喘等;③神志疾患:失眠,心烦,癫狂痫等;④其他:疔疮肿毒。

【刺法】向上斜刺 0.5~1 寸。

【针感】本穴位于腰背筋膜、棘上韧带及棘间韧带中,布有第 6 胸神经后支的内侧支。针感可参看“腰阳关”。

11. 神道

【定位】在背部,第 5 胸椎棘突下凹陷中,后正中线上。

注:从至阳向上 2 个棘突,其上方凹陷中。

【主治】①心系疾患:心痛,心悸,怔忡等;②神志疾患:失眠,健忘,惊厥,癫狂痫等;③肺系疾患:咳嗽,气喘等;④脊柱疾患:腰脊疼痛,项强,肩背痛。

【刺法】向上斜刺 0.5~1 寸。

【针感】本穴位于腰背筋膜、棘上韧带及棘间韧带中,布有第 5 胸神经后支的内侧支。针感可参看"腰阳关"。

12. 身柱

【定位】在背部,第 3 胸椎棘突下凹陷中,后正中线上。

【主治】①外感表证:恶寒,发热,头痛,咳嗽气喘等;②神志疾患:惊厥、癫狂痫等;③脊柱疾患:腰脊疼痛,项强,肩背痛;④其他:疔疮肿毒。

【刺法】向上斜刺 0.5~1 寸。

【针感】本穴位于腰背筋膜、棘上韧带及棘间韧带中,布有第 3 胸神经后支的内侧支。针感可参看"腰阳关"。

13. 陶道(交会穴:督脉、足太阳经脉)

【定位】在背部,第 1 胸椎棘突下凹陷中,后正中线上。

注:从第 7 颈椎向下 1 个棘突,在棘突下凹陷中。

【主治】①外感表证:恶寒,发热,头痛,咳嗽气喘等;②阴虚火旺:骨蒸潮热,盗汗等;③神志疾患:惊厥,癫狂痫等;④脊柱疾患:腰脊疼痛,项强,肩背痛。

【刺法】向上斜刺 0.5~1 寸。

【针感】本穴位于腰背筋膜、棘上韧带及棘间韧带中,布有第 1 胸神经后支的内侧支。针感可参看"腰阳关"。

14. 大椎(交会穴:督脉、手足三阳经脉)

【定位】在颈后部,第 7 颈椎棘突下凹陷中,后正中线上。

注:颈背部交界处椎骨上确定高突处(即第 7 颈椎),其棘突下押手抠缝有一凹陷,即为本穴。

【主治】①清热解毒:周身发热,疮疡肿毒,目赤肿痛,暴聋耳鸣;②疏风解表:恶寒发热,头痛,咳嗽等外感表证;风疹,痤疮等皮肤病;③调和营卫:自汗,盗汗,无汗等汗出异常病症;④舒筋缓急:腰脊疼痛,项强,肩背痛;⑤利咽开喑:构音障碍,失语,咽炎,咽痛等咽喉不利疾患;⑥安神定志:癫狂痫,小儿惊风等神志病症;⑦止疟截疟:疟疾。

【刺法】大椎穴的主要刺法为毫针刺法和刺络拔罐法,临床根据病情的不同酌情选用不同的方法,直刺法:适用以上所有病症,直刺 0.5~1 寸为宜,不主张刺透硬脊膜。

【针感】本穴位于腰背筋膜、棘上韧带及棘间韧带中,布有第 8 颈神经后支的内侧支。针感可参看"腰阳关"。

15. 哑门(交会穴:督脉、阳维脉)

【定位】在颈后部,第 2 颈椎棘突上际凹陷中,后正中线上。

注:定位风府之后,取风府至后发际垂线的中点即为哑门穴。

【主治】①利咽开喑:暴喑,舌强、舌缓不语,构音障碍,吞咽困难,咽喉肿痛;②通利头项:头痛,项强,眩晕等头项疾患;③安神定志:中风,癫狂痫,癔症等。

【刺法】关于哑门穴刺法,传统《针灸学》教科书一般认为,应向下颌方向缓慢刺入 0.5~1 寸,针尖不可向上,以免刺入枕骨大孔,误伤延髓。根据我们多年解剖观察和临床实践所得,正常成年人此穴针刺深度在 1.2 寸以内,不论哪个方向,皆在安全范围之内。

【针感】本穴位于项韧带和项肌中,布有第 3 颈神经和枕大神经支。针刺得气时刺激局部肌肉收缩产生酸胀感,或针感向舌咽方向放射。

16. 风府(交会穴:督脉、阳维脉)

【定位】在颈后部,枕外隆凸直下,两侧斜方肌之间凹陷中。

注:正坐,头稍仰,使项部斜方肌松弛,从项后发际正中上推至枕骨而止即是本穴。

【主治】①息风定惊:中风,半身不遂,癫狂痫,癔症等由内风所致;②祛风解表:风寒、风热表证,皮肤隐疹等由外风所致;③通利头项:头痛,项强,眩晕等;④利咽开喑:暴喑,构音障碍,吞咽困难,咽喉肿痛等;⑤疏通头面:目痛,鼻塞,牙痛等。

【刺法】关于风府穴刺法,传统《针灸学》教科书一般认为,应向下颌方向缓慢刺入 0.5~1 寸,针尖不可向上,以免刺入枕骨大孔,误伤延髓。根据我们多年解剖观察和临床实践所得,正常成年人此穴针刺深度在 1.2 寸以内,不论哪个方向,皆在安全范围之内。

【针感】可参看"哑门"。

17. 脑户（交会穴：督脉、足太阳经脉）

【**定位**】在头部,枕外隆凸的上缘凹陷中。

【**主治**】①神志疾患:惊厥,癫狂痫等;②头项疾患:头痛,项强,眩晕等;③咽喉部疾患:暴喑,构音障碍,吞咽困难,咽喉肿痛等。

【**刺法**】平刺0.5~0.8寸。

【**针感**】本穴位于左右枕额肌枕腹之间,布有枕大神经分支。针刺得气时刺激局部神经、肌肉产生酸胀感,或针感向头顶放射,与枕大神经走行分布一致。

18. 强间

【**定位**】在头部,后发际正中直上4寸。

【**主治**】①神志疾患:痴呆,昏迷,惊厥,癫狂痫,癔症等;②头项疾患:头痛,项强,眩晕等。

【**刺法**】平刺0.5~0.8寸。

【**针感**】本穴位于浅筋膜、帽状腱膜中,布有枕大神经分支。针刺得气时刺激局部神经、肌肉产生酸胀感,或针感向头顶放射,与枕大神经走行分布一致。

19. 后顶

【**定位**】在头部,后发际正中直上5.5寸。

【**主治**】同“强间”。

【**刺法**】平刺0.5~0.8寸。

【**针感**】可参看“强间”。

20. 印堂

【**定位**】在头部,两眉毛内侧端中间的凹陷中。

【**主治**】①脑系疾患:痴呆,痫证,失眠,健忘等;②头面五官疾患:头痛,眩晕,鼻衄,鼻渊等;③儿科疾患:小儿急慢惊风,子痫等。

【**刺法**】提捏局部皮肤,平刺0.3~0.5寸,或用三棱针点刺出血。

【**针感**】本穴位于降眉间肌处,浅层有滑车上神经分布,深层有面神经颞支。针刺得气时刺激局部皮肤、神经、肌肉产生胀感或痛感,或有针感传至鼻部,与面神经走行一致。

第六节　经外奇穴

1. 鱼腰

【定位】在头部,瞳孔直上,眉毛中。

【主治】头面五官疾患:三叉神经痛,眉棱骨痛,头痛,视物不明,面瘫,面肌痉挛。

【刺法】平刺 0.3~0.5 寸。

【针感】本穴位于眼轮匝肌处,布有眶上神经、面神经颞支。针刺得气时刺激局部皮肤、神经产生刺痛、麻感,或传至眼部及前额,与面神经走行一致。在治疗面瘫、前额痛(阳明头痛)时,可用鱼腰透阳白;在治疗呃逆时,可用鱼腰透攒竹。治疗三叉神经痛等痛症时,以产生局部放射感为佳。

2. 球后

【定位】在面部,眼球与眶下缘之间,眶下缘外 1/4 与内 3/4 交界处。

【主治】眼部疾患:视神经萎缩,视神经炎,近视,青光眼,内斜视等。

【刺法】轻压眼球向上,沿眼眶下缘缓慢直刺 0.5~1.5 寸,禁提插。出针时压迫局部 1~3 分钟,以防出血。慎灸。

【针感】本穴位于眼轮匝肌、眶脂体处,布有眶下神经。针刺得气时刺激局部肌肉产生酸胀感,或有针感放射至眼部,与眶下神经走行一致。

3. 夹承浆

【定位】在面下颌部,承浆穴旁开 1 寸处。

【主治】①头面五官疾患:三叉神经痛,口喝流涎,齿龈痛;②脾胃疾患:纳呆,消化不良,呃逆;③其他:尿失禁。

【刺法】向后斜刺或平刺 0.3~0.5 寸。

【针感】本穴位于口轮匝肌处,布有颏神经,面神经下颌缘支。针刺得气时刺激局部皮肤、肌肉产生酸痛感,或放射至下齿,与颏神经走行一致。

4. 翳明

【定位】在项部,翳风后 1 寸。

【主治】头面五官疾患:目疾,头痛,眩晕,耳鸣。

【刺法】直刺 0.5~1 寸。

【针感】本穴位于胸锁乳突肌、头夹肌、头最长肌处,浅层有耳大神经、枕小神经,深层有迷走神经、副神经、颈神经后支。针刺得气时刺激局部神经、肌肉产生酸胀麻感,或沿耳后传至侧头部,与耳后神经、枕小神经等分布一致。

5. 颈臂

【定位】①在胸锁乳突肌锁骨端外侧缘,锁骨中点上约 1 寸,锁骨下动脉搏动处外上 0.3 寸。

②在胸锁乳突肌锁骨端外侧缘,锁骨外 2/3 与内 1/3 交点直上约 1 寸,锁骨下动脉搏动处上 0.1 寸。

【主治】神经根型颈椎病,痉挛性斜颈,胸廓出口综合征等。

【刺法】直刺 0.3~0.5 寸。

【针感】本穴位于胸锁乳突肌、前斜角肌、中斜角肌处,布有锁骨上神经前支、臂丛神经。针刺得气时刺激局部神经、肌肉产生胀麻感,或传至手部、前胸、背部,与兴奋在臂丛神经及肌肉间传导有关。

6. 崇骨

【定位】在颈部,第 6 颈椎棘突下凹陷中,后正中线上。

【主治】癫痫,吞咽困难,颈椎病,呃逆。

【刺法】向上斜刺 0.5~1 寸。

【针感】本穴位于腰背筋膜、棘上韧带及棘间韧带中,布有第 7 颈神经后支的内侧支。针刺得气时刺激局部神经、肌肉产生胀麻感,或传至舌咽部。深刺崇骨穴可治疗假性延髓麻痹,有振奋阳气、通关利窍之效。患者取坐位,取 3 寸毫针,向咽喉方向针刺,将针缓慢推至深部,深度 60~75mm,以舌根部胀麻感、咽喉部有痒感为度,行互动式针法,一边捻转一边嘱患者说话或做吞咽动作,留针 30 分钟。

7. 夹脊

【定位】在脊柱区,第 1 胸椎至第 5 腰椎棘突下两侧,后正中线旁开 0.5 寸,一侧 17 穴。

【主治】①脊柱疾患:腰背疼痛,强直性脊柱炎等;②内脏疾患;③带状疱疹后遗神经痛。

【刺法】①直刺法:分别按每一对夹脊穴的定位,斜刺向脊柱中心。②盘龙刺法:上下夹脊交叉针刺,如上一个夹脊穴取左边,那么下一个穴取右边,左右交替取穴进行针刺。③横刺法:从斜方肌的外缘横刺向中心,多用于斜角肌痉挛引发的症状。

【针感】本穴位于横突间的韧带和肌肉中,因穴位位置不同,涉及的肌肉也不同。一般分为三层,浅层为斜方肌、胸腰筋膜和菱形肌;中层有上、下后锯肌;深层有竖脊肌。每个穴位都有相应椎骨下方发出的脊神经后支,浅层为脊神经后支的皮支。针刺得气时刺激局部神经、肌肉产生酸麻胀感,或沿胸廓传至胸腹部,与脊神经及其分支分布一致。

8. 胃脘下俞

【定位】在脊柱区,横平第8胸椎棘突下,后正中线旁开1.5寸。

【主治】①脾胃疾患:消渴,胃痛,腹痛;②胸胁部疾患:胸胁胀满,肋间疼痛。

【刺法】斜刺0.3~0.5寸。

【针感】本穴位于背阔肌、竖脊肌、肋间肌处,布有第7、第8胸神经后支的皮支。针感可参看"夹脊"。

9. 下极俞

【定位】在腰部,第3腰椎棘突下。

【主治】①腰腹部疾患:腰痛,腹痛;②二便不调:泄泻,小便不利,遗尿。

【刺法】直刺0.5~1寸。

【针感】本穴位于棘上韧带、棘间韧带处,布有第四腰神经后支。针刺得气时刺激局部皮肤、肌肉产生胀痛感,或沿脊柱上下感传,与脊神经走行一致。

10. 腰宜

【定位】在腰部,第4腰椎棘突下,后正中线旁开3寸。

【主治】崩漏,腰痛。

【刺法】直刺0.5~1寸。

【针感】本穴位于背阔肌、竖脊肌的髂肋肌外缘处,浅层有第3、4腰神经皮支,深层有腰丛神经。针刺得气时刺激局部皮肤、肌肉产生胀痛感,深刺或有麻感传至下肢部,与腰丛神经及其分支走行一致。

11. 十七椎

【定位】在腰部,第 5 腰椎棘突下。

【主治】①腰腿疾患:腰骶疼痛,下肢瘫痪;②妇科疾患:月经不调,痛经,带下;③泌尿系疾患:遗尿。

【刺法】直刺 0.5~1 寸。

【针感】本穴位于棘上韧带、棘间韧带处,布有第 5 腰神经后支。针刺得气时刺激局部皮肤、肌肉产生胀痛感,或沿脊柱上下感传,与脊神经走行一致。

12. 子宫

【定位】在下腹部,脐中下 4 寸,前正中线旁开 3 寸。

【主治】月经不调,痛经,崩漏,不孕,阴挺。

【刺法】直刺 0.8~1.2 寸。

【针感】本穴位于腹外、内斜肌处,浅层有髂腹下神经,深层有髂腹股沟神经的肌支。针刺得气时刺激局部神经、肌肉产生酸胀感,或传至会阴部,与髂腹股沟神经走行一致。

13. 八邪

【定位】在手背,第 1~5 指间的缝纹端,指蹼缘后方赤白肉际处,一手4 穴。

【主治】手指麻木、疼痛,咽喉肿痛,烦热,疟疾。

【刺法】向上斜刺 0.5~0.8 寸,或用三棱针点刺出血。

【针感】本穴位于骨间背侧肌、骨间掌侧肌、蚓状肌处,布有指背神经、指掌侧固有神经。针刺得气时刺激局部肌肉产生酸胀感,可放射到指尖,与指背神经、指掌侧固有神经走行一致。

14. 外劳宫

【定位】在手背,第 2、3 掌骨间,掌指关节后 0.5 寸凹陷中。

【主治】手指麻木、屈伸不利,落枕。

【刺法】直刺 0.5~0.8 寸。

【针感】本穴位于第 2 骨间背侧肌,布有桡神经前支的指背神经。针刺得气时刺激局部肌肉收缩产生酸胀感,或放射至指端,与指背神经走行一致。外劳宫与劳宫穴体表投影相同,分处掌背和掌心,一阴一阳,二者均可治疗中风后手部屈伸不利,外劳宫偏于降低肌张力,劳宫穴偏于增长肌力。

15. 陵下

【定位】在小腿外侧,阳陵泉直下2寸处。

【主治】肩周炎,下肢麻木无力,胆绞痛。

【刺法】直刺1~1.5寸。

【针感】本穴位于腓骨长肌处,布有腓肠外侧皮神经、腓浅神经。针刺得气时刺激局部神经、肌肉产生酸麻胀感,或沿腓骨传至足踝部,与腓神经及其分支走行一致。治疗胆绞痛疼痛剧烈者,可取双侧陵下穴,进针1~3寸,泻法强刺激,留针20~30分钟。

16. 胆囊

【定位】在小腿外侧,腓骨小头直下2寸。

【主治】①肝胆疾患:急、慢性胆囊炎,胆石症,胆道蛔虫病;②下肢麻木无力。

【刺法】直刺1~2寸。

【针感】本穴位于腓骨长肌处,布有腓肠肌外侧皮神经、腓浅神经。针刺得气时刺激局部神经、肌肉产生酸麻胀感,或沿腓骨传至足踝部,与腓神经及其分支走行一致。

17. 阑尾

【定位】在小腿外侧,髌韧带外侧凹陷下5寸,胫骨前嵴外一横指(中指)。

【主治】①急、慢性阑尾炎,消化不良;②下肢麻木无力。

【刺法】直刺1.5~2寸。

【针感】本穴位于胫骨前肌、趾长伸肌处,布有腓肠外侧皮神经、腓深神经。针刺得气时刺激局部神经、肌肉产生酸麻胀感,或沿胃经传至足部,与腓神经及其分支走行一致。

18. 八风

【定位】在足背,第1~5趾间,趾蹼缘后方赤白肉际处,左右共8穴。

【主治】足跗肿痛,趾痛,足趾屈伸不利。

【刺法】向上斜刺0.5~0.8寸,或点刺出血。

　　【针感】本穴位于趾长伸肌腱、趾短伸肌腱、骨间背侧肌、骨间足底肌、蚓状肌处，布有趾背神经。针刺得气时刺激局部肌肉收缩产生酸胀感，或有针感放射至足趾，与趾背神经走行一致。在临床上常用其治疗风湿、类风湿关节炎，属热痹者用点刺放血法效果较好。在治疗中风后足下垂、足趾屈伸不利时一般深刺，针尖至足底，起到调和足部气血阴阳的效果。

第四章　飞经走气法临证应用

导读：飞经走气法既可促使气至，又能调气使气至病所，本章结合具体病症，介绍飞经走气四法龙虎龟凤的内涵应用。采用苍龟探穴法或赤凤迎源法使针刺部位得气后以实现分经得气，施以青龙摆尾法或白虎摇头法以驾驭针感，使得气感沿施术者预期的经络传导路线到达相应部位，腧穴特性与针法技巧配合以遗留针感，有助于提高临床疗效。

第一节　内科病症

一、中风病

中风病现多指脑卒中，是对急性脑血管病(脑血管意外)，如脑梗死、脑出血、脑栓塞、蛛网膜下腔出血等疾病的统称，以猝然昏倒、不省人事、伴发口角㖞斜、语言不利、半身不遂为主要症状。因发病急骤，症见多端，病情变化迅速，与风之善行数变特点相似，故名中风、卒中。本病常留有或伴有卒中后弛缓性瘫痪、卒中后痉挛性瘫痪、偏身感觉障碍、手精细动作障碍、构音障碍、吞咽障碍、中枢性面瘫、卒中后尿失禁、足内翻与足下垂等症状。

（一）卒中后弛缓性瘫痪

卒中后弛缓性瘫痪，又称为下运动神经元瘫痪、周围性瘫痪，属于中医学"偏枯""偏风""半身不遂"等病症范畴。是由于急性脑出血或脑梗死造成的局部脑循环障碍，导致一侧下运动神经元，即脊髓前角细胞或脑干脑神经运动核及其发出的神经纤维病变所致，其特点为肌力及肌张力降低，腱反射减退或丧失，肌肉萎缩，无病理反射。

脊髓前角细胞的刺激性病变可伴有肌束震颤，肌电图显示神经传导速度减低和失神经电位。脑卒中急性期多出现弛缓性偏瘫,以卒中后一侧肢体肌力及肌张力减退或丧失,活动不利或完全不能活动为主要表现。随着病情的进展,弛缓性瘫痪可能会发展为肌张力增高的痉挛性瘫痪。

【腧穴】

头部选穴:百会　风池(双)

患侧上肢选穴:下极泉　青灵　内关　外关　尺泽

　　　　　　　肱二头肌三穴　肱三头肌三穴　前臂掌侧六穴

患侧下肢选穴:冲门　环跳　足三里　阳陵泉　三阴交

　　　　　　　股前九穴　股后五穴

健侧选穴:曲池　手三里　合谷　足三里　三阴交　太冲

腹部选穴:补三气穴

【配穴】

构音障碍加项中四穴(风府　哑门　大椎　崇骨);上肢无力用条口透承山、肩五针、肩胛冈三穴;手指不利加合谷透后溪、八邪、二间、三间;脚趾不利加利趾三穴(京骨　太白　上八风);中枢性面瘫加大迎透颊车。

【刺法发挥】

本病的刺法操作有两个特点:一是分经得气法刺神经,强针感以恢复功能;二是局部酸胀法刺肌腹,弱针感以预防硬瘫。刺神经时上肢选下极泉、青灵、尺泽、内关、外关等穴,下肢选患侧冲门、环跳、足三里、阳陵泉、三阴交等穴。刺肌腹上肢选肱二头肌三穴、肱三头肌三穴、前臂掌侧六穴,下肢选股前九穴、股后五穴。

下极泉、青灵、尺泽、冲门、环跳等腧穴所处位置的神经相对较深,针刺时宜先施以赤凤迎源法以实现分经得气;内关、外关、足三里、阳陵泉、三阴交等腧穴所处位置的神经相对较浅,针刺时则先施以苍龟探穴法以实现分经得气。上述诸穴要求麻电感的得气向指(趾)端走行,若针感不理想或未达到所需求部位,深层穴可再行白虎摇头法、浅层穴则行青龙摆尾法以驾驭针感。下极泉位于手少阴心经极泉穴下 2 寸,穴下布有尺神经、正中神经、前臂内侧皮神经及臂内侧皮神经;青灵穴下布有前臂内侧皮神经、尺神经;尺泽穴下布有前臂外侧皮神经,直下为桡神经;内关穴下布有前臂内、外侧皮神经,深层有正中神经干及骨间前神经分布;外关穴下有前臂后皮神经和骨间后神经分布。上肢腧穴的穴下神经走行与桡神经、尺神经、正中神经、前臂内侧皮神经及臂内侧皮神经关系密切。冲门穴浅层有股外侧皮神经,深层有股神经、隐神经;环跳穴浅层布有臀上皮神经,深层有坐骨神经、臀下神经、股后皮神经;足三里浅层布有腓肠外侧皮神经;阳陵泉当腓总神经分为腓浅及腓深神经处;三阴交浅层有小腿内侧皮神经,深层后方有胫神经。下肢腧穴的穴下神经走行与坐骨神经、股神经、胫神经等关系密切。因此,为了达到理想的针刺效果,应当实现分经得气并有效地驾驭针感,其方法有二:一是可以使每个针刺腧穴均微微得气,以实现 1+1>2 的效果;二是当某一腧穴针感效果不佳时可在其邻近穴位实现较强针感。

上肢的肱二头肌三穴、肱三头肌三穴、前臂掌侧六穴与下肢的股前九穴、股后五穴属于"肌腹刺法"。"肌腹刺法"有别于治疗痛症"以痛为输"的传统取穴法,它通过作用于发生病理性变化的肌肉,避开了对疼痛局部的再次刺激,通过刺激亢进或松弛的肌肉以恢复关节的功能活动,并调节肌群与骨骼之间、肌群与肌群之间的运动生物力学平衡。肱二头肌三穴和肱三头肌三穴分别位于腋前纹头与肘横纹中点的连线和腋后纹头与肘尖的连线上,平分四等份,上 1/4 与下 3/4 的交点、连线的中点、上 3/4 与下 1/4 的交点,各三穴。肱二头肌与肱肌是肘关节的主要屈肌,为手三阴经所过。肱三头肌系上臂后群伸肌,与手少阳经循行关系密切,此肌受桡神经($C_{6\sim8}$)支配以司伸肘及上臂内收之能。刺激此六穴可缓解前臂屈伸无力及中风后上肢痿痹等相关病症。针刺时针尖向肌腹直刺 1 寸,以局部酸胀为度。前臂掌侧六穴在太渊、尺泽连线上,太渊上 3 寸处与尺泽四等分,中间三个等分点处取桡侧三穴;在神门、少海连线上,神门上 3 寸处与少海四等分,中间三个等分点处取尺侧三穴,共六穴。针刺此六穴时,沿三组平行的连线向前臂掌侧正中斜刺或平刺 1~1.5 寸,注意避开骨骼和血管,使针体刺在前臂肌腹上,以局部酸胀为度。股前九穴在大腿前部,自髌骨外上角至股骨大转子最高点与髂前上棘中点连线、髌骨上缘中点至髂前上棘连线、髌骨内上角至冲门穴连线作三条体表弧线,各 4 等分,三条连线分别取上 1/4 与下 3/4 的交点、连线中点、上 3/4 与下 1/4 的交点,共九穴,局部分布有股四头肌及股神经。股四头肌是膝关节强有力的伸肌,通过该九穴刺激股四头肌,可促进膝关节的屈伸,有助于弛缓性瘫痪患者下肢的恢复。针刺时针尖朝膝关节方向斜刺 2~3 寸,以局部酸胀为宜。若肌肉松弛无力,可施以捻转手法以促进肌肉收缩。股后五穴在大腿后侧,先将腘横纹和臀横纹 3 等分,其中腘横纹与臀横纹外 1/3 与内 2/3 交点连线为外侧线,以腘横纹与臀横纹内 1/3 与外 2/3 交点连线为内侧线,再将 2 条连线均 5 等分,外侧端连线由上至下与股二头肌交界处取 3 穴;内侧端连线由上至下与半膜肌、半腱肌交界处取 2 穴,共 5 穴。股后五穴局部分布有股后皮神经,以及由坐骨神经肌支支配的股二头肌长头、半腱肌、半膜肌、大收肌。通过排刺以上屈肌,可使膝关节屈曲,常与股前九穴配合使用,共同治疗下肢部位的弛缓性瘫痪。

百会穴应平刺 0.5~1 寸,针尖向前,勿偏左右,得气后予青龙摆尾法以使针感窜行至前额部。风池穴为治疗中风病的必用穴,沿胸锁乳突肌隆起与斜方肌隆起形成的纵沟处向上推,当颅骨下缘即为风池穴,针刺时以针尖抵至颅骨为佳。补三气穴位于胸腹部,自上而下分别为肺、胃、肠的投影区部位所在,三穴均为任脉腧穴,膻中穴向下平刺 0.5~0.8 寸,中脘、气海均 70° ~80° 向下斜刺 1.2 寸,以局部酸胀感为宜。

(二) 卒中后痉挛性瘫痪

卒中后痉挛性瘫痪,又称为上运动神经元瘫痪、中枢性瘫痪,属中医学"经筋病""痉症"范畴。是由于脑卒中后大脑高级中枢无法控制低级中枢,导致肢体不自主收缩、肌张力亢进等,为脑卒中的重要并发症与后遗症。其特点为肌张力增高,腱反射亢进,出现病理反射,无肌肉萎缩,但病程长者可出现失用性肌萎缩。肌电图显示神经传导速度正常,无失神经电位。

大约有 65% 的脑卒中患者在卒中后 2~3 周出现痉挛性瘫痪的临床症状,多数表现为患者上肢屈肌痉挛(肩关节外展外旋,肘关节屈曲,前臂旋后,腕关节屈曲,手指屈曲内收),下肢伸肌痉挛(髋、膝关节伸直和踝关节跖屈),并经常伴有腱反射亢进、阵挛、协同肌与拮抗肌共同收缩、病理征、乏力和疲劳等。

【腧穴】

头部选穴:外四神聪透百会　风池

患侧上肢选穴:肱三头肌三穴　肱二头肌三穴　上八邪
　　　　　　　前臂掌侧六穴　前臂背侧六穴　合谷透劳宫

患侧下肢选穴:股前九穴　股后五穴　小腿前外侧六穴(足三里　丰隆
　　　　　　　悬钟　跗阳　足三里对称点　丰隆对称点)　足跟痛八穴
　　　　　　　太冲透涌泉

健侧选穴:曲池　三阴交　足三里

腹部选穴:补三气穴

【配穴】

构音障碍加项中四穴(风府　哑门　大椎　崇骨);舌体运动受限的加廉泉、旁廉泉;腰部无力加用腰夹脊穴和膀胱经的大肠俞、肾俞等;脚趾麻木加八风;上肢无力用条口透承山、肩五穴、肩胛冈三穴;中风后手指不利加合谷透后溪、八邪、二间、三间;中枢性面瘫加大迎透颊车;尿潴留加净府五穴。

【刺法发挥】

卒中后痉挛性瘫痪属中医学"经筋病""痉症"等范畴,认为其基本病机为阴阳失衡、经筋失养、阳气被损、本虚标实,因此,治疗应遵从平衡阴阳、经筋刺法、温补阳气、扶正祛邪等原则。对于卒中后痉挛性瘫痪,针刺治疗除了常规腧穴之外,还应根据病变处的解剖结构,结合患者病理性运动姿势,对肌张力异常的肌肉采用"肌腹刺法",直接作用于已经产生病理性变化的肌肉,拮抗上肢屈肌、下肢伸肌运动,强化上肢伸肌、下肢屈肌运动,从而恢复肌肉与肌肉之间、肌群与肌群之间原有的动态力学平衡,调节患肢"阳缓阴急"的病理状态,达到缓解痉挛的目的。肱三头肌三穴、肱二头肌三穴、上八邪、前臂掌侧六穴、前臂背侧六穴、股前九穴、股后五穴、小腿前外侧六穴、足跟痛八穴,均是"肌腹刺法"的重要用穴。

痉挛性瘫痪上肢屈肌张力较伸肌张力高,治疗上使痉挛肌肉的拮抗肌产生遗留针感,引起相应肌肉收缩从而对抗痉挛。前臂背侧六穴在阳溪、曲池连线上,阳溪上3寸与曲池四等分,中间三个等分点处取穴。在阳谷、小海连线上,阳谷上3寸与小海四等分,中间三个等分点处取穴。此六个针刺点合称前臂背侧六穴。前臂背侧六穴附着丰富的肌肉组织,桡侧三穴局部有桡侧腕长伸肌、桡侧腕短伸肌、指伸肌,尺侧三穴局部有小指伸肌、尺侧腕伸肌。前臂背侧六穴与肱三头肌三穴针刺时均针尖向肌腹直刺1~1.5寸,强刺激、不留针。强刺激、不留针,是指医生操作时紧握针柄,提插、捻转的幅度大,速度快,针感强,在取得较强针感后立即出针。前臂掌侧六穴与肱二头肌三穴针刺时针尖向肌腹直刺1寸,轻刺激,静留针30分钟,即医者进针时松握针柄,在留针过程中不做任何手法,使患者尽可能轻地产生得气感,并轻轻将针起出。上八邪使用"透刺法",可刺激蚓状肌、骨间掌侧肌、骨间背侧肌的肌腹,促进手指并拢与伸展功能的恢复。

卒中后痉挛性瘫痪涉及的下肢肌肉群主要是股四头肌,故取股前九穴可缓解股四头肌痉挛。针刺时直刺 1~1.5 寸,轻刺激,静留针 30 分钟。股后五穴主要作用于腘绳肌及大收肌肌腹。腘绳肌与股四头肌是拮抗肌,功能与股四头肌相反,故针刺股后五穴可以通过刺激腘绳肌收缩从而有效对抗股四头肌痉挛症状。针刺时针尖朝腘窝方向斜刺 2~3 寸,强刺激、不留针,降低股四头肌张力,提高肌力。小腿前外侧六穴由足三里、丰隆、悬钟、跗阳、足三里对称点和丰隆对称点六穴组成。该组穴的前侧纵向三穴属足阳明经,主要作用于胫骨前肌、跛长伸肌、趾长伸肌;外侧纵向三穴主要作用于腓骨长肌、腓骨短肌、第三腓骨肌、跛长屈肌及比目鱼肌肌腹。《灵枢·卫气失常》"筋部无阴无阳,无左无右,候病所在",针刺本组穴可通过针刺足阳明、足少阳经筋,调整下肢阴急阳缓的状态,激发阳明经气,缓解小腿病变肌群痉挛状态。针刺时直刺 1~1.5 寸,轻刺激,静留针 30 分钟。足跟痛八穴由承山、飞扬、跗阳、筑宾、飞扬对称点、跗阳对称点、筑宾对称点、跟腱附着点组成,该组穴主要作用于腓肠肌、比目鱼肌肌腹,可以松解小腿三头肌的紧张,直刺 1~1.5 寸,局部酸胀,跟腱附着点向下斜刺 0.5~1 寸。

合谷透劳宫、太冲透涌泉,即透四关。针刺时先直刺合谷、太冲,得气后将针提至皮下,向外斜刺,使针尖达劳宫、涌泉处,进针 1~1.2 寸,然后行捻转提插之补法或平补平泻法,使透穴及被透穴双重得气。取健侧针刺曲池、足三里、三阴交是巨刺法的具体应用,巨刺对中枢神经系统的影响是多层次的,针刺健侧穴位可诱导皮肤反射使患侧肢体伸展,从而使患侧受损功能得以恢复。其余腧穴刺法参照"卒中后弛缓性瘫痪"。

(三)卒中后偏侧性感觉障碍

卒中后偏侧性感觉障碍,属中医学中"麻木""不仁"范畴,是脑卒中临床常见并发症之一,约有 50% 的偏瘫患者有某种程度的感觉障碍。主要表现为卒中后患侧肢体的感觉缺损、感觉减退或感觉过敏、感觉异常。感觉障碍的存在严重影响患者的运动及生活质量,也是压疮等并发症的重要因素。

偏侧性感觉障碍临床可分为皮质型、内囊型、丘脑型、脑干型、脊髓传导型等类型。皮质型产生对侧半身感觉障碍,因病变波及部位不同,可能出现上肢、下肢或肢体某部分的感觉障碍。一般上肢重、下肢轻,远端重、近端轻;特点为精细的、复杂的感觉障碍严重,深感觉、定位觉、两点辨别觉和实体发生明显障碍。内囊型可发生对侧偏侧感觉障碍,远端较近端重,深、浅感觉几乎受到同等程度的损害。丘脑型表现为病灶对侧偏侧感觉障碍,常伴自发疼痛和感觉过敏,感觉障碍一般上肢重、下肢轻,远端重、近端轻,深感觉重、浅感觉轻。脑干型为传导型感觉障碍,延髓旁正中部位病变损及内侧丘系,产生对侧肢体的深感觉障碍;延髓外侧部病变损害三叉神经及脊髓丘脑束,出现同侧面部感觉障碍及对侧肢体的痛温觉障碍。脊髓传导型:在病变水平以下各种类型的感觉缺失或减退。

【腧穴】

头部选穴:百会　风池(双)

患侧上肢选穴:下极泉　曲池　尺泽　内关　外关

　　　　　　肱三头肌三穴　前臂内、外侧六穴

患侧下肢选穴:冲门　髀关　风市　中都　蠡沟　阳陵泉　跗阳　三阴交

　　　　　　股前九穴　小腿前外侧六穴

健侧选穴:手三里　足三里　三阴交　透四关(合谷透劳宫　太冲透涌泉)

腹部选穴:补三气穴

【刺法发挥】

对卒中后偏侧性感觉障碍的针刺,主要是针对相应部位的神经及其所支配的肌肉进行调节,即针刺病变所在部位腧穴下与相关经脉伴行的神经,要求出现分经得气的放电感,以促进局部气血运行;针刺肌腹则要求局部酸胀。具体应用时根据患者情况,恰当驾驭针感,交替选用神经刺激法与肌腹针刺法。

头部及腹部选穴是针对卒中整体病机进行治疗,具体刺法可参照中风病相关章节。健侧取穴体现了"健患同调"的治疗理念,因为感觉障碍常伴有轻度的运动障碍,针刺健侧可疏通局部气血。

上肢选穴中对于神经的刺激,要求深刺下极泉以刺中正中神经或尺神经,浅刺曲池、尺泽以刺中桡神经,浅刺内关以刺中正中神经,浅刺外关以刺中前臂背侧皮神经。下肢选穴中则针刺冲门以刺中股神经干,针感放射至大腿为度,髀关、中都、蠡沟以刺中隐神经;浅刺阳陵泉以刺中腓总神经,浅刺跗阳以刺中腓浅神经,浅刺三阴交以刺中胫神经。上肢选穴的具体针刺方法参看"卒中后弛缓性瘫痪""卒中后痉挛性瘫痪"。下肢腧穴中,髀关穴属胃经,在缝匠肌和阔筋膜张肌之间,浅层布有股外侧皮神经。进针时直刺 1~2 寸,施苍龟探穴法,得气后予青龙摆尾法以使针感传至大腿外侧。风市穴为足少阳胆经穴,解剖位置由浅入深依次为髂胫束、股外侧肌、股中间肌,布有股外侧皮神经、股神经肌支。针刺此穴可刺激股外侧皮神经及其所支配的肌肉,改善患者麻木症状,进针时直刺 1~1.5 寸,以局部酸胀感为度。中都穴为肝经郄穴,位于内踝上七寸,胫骨后缘处,其内后侧布有隐神经中支;蠡沟为足厥阴肝经别走足少阳胆经之络穴,善调两经经气,局部有隐神经前支分布,两穴配合可共同治疗小腿内侧麻木等下肢疾患。进针时针尖向下,平刺 0.5~1.5 寸,施苍龟探穴法,得气后予青龙摆尾法,使针感沿小腿内侧传至内踝部。跗阳穴为阳跷脉之郄穴,足太阳、阳跷脉交会穴,浅层有腓浅神经分布,浅刺此穴可刺激腓浅神经,改善下肢感觉障碍,进针时针尖斜向内侧刺 0.5~1 寸,施苍龟探穴法,得气后小幅度提插捻转,以针感沿小腿后侧传至足部为宜。

对于肌腹刺法的具体刺法操作参照"卒中后弛缓性瘫痪"及"卒中后痉挛性瘫痪"相关内容。

(四) 卒中后手精细动作障碍

手精细运动技能是个体凭借手及手指等部位小肌肉或小肌肉群运动,在多方面配合下,完成特定任务的能力。卒中后手精细动作障碍是卒中后肢体障碍中最常见、最难恢复的后遗症之一。表现为手部运动功能不同程度的障碍。其临床表现多见手部肌肉无力或拘挛、运动和协调功能障碍、精细动作完成困难等症状,根据其症状描述,当属中医学"手指拘挛""偏枯""痿病""经筋病"等范畴,其病因病机多为局部气血经络不通,阴阳不相顺接。

现代医学认为,手功能的实现过程为:神经中枢对外界信息进行整合,由大脑皮层发出信号,支配手部各肌群在相互作用下完成各种精细运动。卒中后中枢神经系统受损,致使下运动神经元失去抑制,神经传输信号中断,失去上传下达的功能,最终造成患侧手功能障碍。而由于手在大脑皮质的投射区比较大,支配手功能的神经元与皮质脊髓束之间具有较多的单突触联系,故受损后其功能恢复时间长,恢复难度大,很大程度限制了偏瘫患者生活自理能力。

【腧穴】

患侧:尺泽　内关　外关　支沟　神门　前臂掌侧六穴　前臂背侧六穴

　　　鱼际四穴　八邪　手掌对刺三穴　手指甲根穴

健侧:合谷　支沟　足三里　三阴交

【刺法发挥】

先针刺尺泽、内关、外关、支沟、神门等穴,尺泽直下为桡神经,内关深层有正中神经干及骨间前神经分布,支沟与外关有前臂后皮神经和骨间后神经分布,神门之下为尺神经,上述神经均有分支分布至手指端,并支配手指的精细活动。以上腧穴针刺时均施苍龟探穴法以浅刺得气,可出现沿腧穴所在神经分布区走行至手指端的麻电感;如有需要,上述腧穴可根据患者手指情况,分别予青龙摆尾法以恰当驾驭针感,既可以加强某一穴的刺激,余穴轻刺激,也可以每穴均予以适度重刺激。上述腧穴得到理想刺激量即可出针。

然后针刺患侧上肢前臂掌侧六穴、前臂背侧六穴、鱼际四穴、八邪、手掌对刺三穴,此五组穴采用"肌腹刺法",是治疗本病的重要腧穴。前臂掌侧六穴、前臂背侧六穴针刺时沿三组平行的连线向前臂掌(背)侧正中斜刺或平刺1~1.5寸,针刺过程中如果针尖触及骨骼,应略改变针刺角度,使针体刺在前臂肌腹上;也可用灸法。鱼际四穴由鱼际、鱼际Ⅰ、鱼际Ⅱ、鱼际Ⅲ四个腧穴组成,是鱼际隆起最高点为中点,分别作最高点与鱼际穴的连线及其垂直线,位于连线上手掌内侧和最高点与鱼际穴等距离处四个点。局部有拇短展肌、拇短屈肌和拇对掌肌,深部有拇收肌,此四块肌肉综合作用下,可使拇指完成外展、对掌、指节屈曲等活动。针刺时1.5寸针45°~60°斜刺,针尖指向大鱼际部肌肉隆起最高点,通过直接刺激鱼际部肌肉群,加强了针刺的强度和刺激范围,从而调节肌肉肌力,促使恢复拇指外展、对掌及近端指骨的屈曲功能。八邪在拇收肌(八邪1)和骨间肌(八邪2、3、4)中,向手掌方向直刺0.5~0.8寸,可刺激骨间肌,当手掌侧可摸到针尖为度。手掌对刺三穴即合谷透劳宫、后溪透劳宫,合谷穴在拇收肌中;后溪穴在小指展肌中;劳宫穴下有掌腱膜、指浅深屈肌腱,深部为第1骨间掌侧肌和第2骨间背侧肌。针刺时先合谷透劳宫,合谷直刺,苍龟探穴法得气后将针提至皮下,向外斜刺1~1.2寸,使针尖达劳宫穴;再后溪透劳宫,直刺后溪,苍龟探穴法得气后将针提至皮下,向内斜刺1~1.2寸,使针尖达劳宫穴。

手指甲根穴是指手指近侧甲皱襞分别与桡侧甲襞内侧缘、尺侧甲襞内侧缘作一直线,两直线交点分别为两穴,再加手指近侧甲皱襞上前两穴连线的中点处,共计三穴。以拇指甲根穴为例说明,即患侧少商穴、老商穴、中商穴,又名"排行三针"。采用 1 寸毫针,与皮肤表面呈向心性 45° 角斜刺,分别刺入 1~2mm,小幅度(60° ~90°)、低频率(30~40 次 /min)捻转手法行针,使局部有轻微的酸胀感即可,行针操作约 1 分钟,得气后嘱患者意守病所,体会针感,并尝试手拇指主动伸展,留针 10 分钟,同时配合活动患指,患者拇指随即大范围主动伸展,速度和准确性良好。按照以上取穴方法定位示指、中指、环指、小指的甲根穴,并按照以上操作依次针刺患侧余指的甲根穴,患侧手指出现不同范围内的主动伸展,但速度、准确性均比健侧稍差,且不能持久,继续按照此法操作。

(五)卒中后构音障碍、吞咽障碍

卒中后构音障碍、吞咽障碍均为脑卒中患者常见的功能障碍。脑卒中后吞咽障碍主要是由吞咽皮质中枢、皮质下行纤维、延髓吞咽中枢及锥体外系损伤所致,其发生率为 30%~50%。构音障碍通常是由于大脑损害引起言语肌肉本身或中枢对言语肌肉控制紊乱,而导致理解、运用言语符号系统表达障碍,且伴有肢体运动功能减弱或偏瘫,有 30%~40% 的脑卒中患者伴发有构音障碍,15% 的脑卒中患者长期存在构音障碍。

从临床表现来看,虽然构音障碍常伴有吞咽障碍,但是二者有轻重之别:吞咽障碍症状重于构音障碍,乃是延髓运动神经核或脑神经损伤,下运动神经元损伤导致的延髓麻痹所引起,表现为咽反射消失或很弱,舌肌萎缩或有肌束震颤,代偿能力差。而构音障碍重于吞咽障碍,则是双侧皮质延髓束损伤,上运动神经元损伤造成的假性延髓麻痹,表现为支配吞咽肌肉的下运动神经元未受损,咽反射存在(延缓、不协调),代偿能力强。

现代医学认为二者的机制是不同的,而中医学认为卒中后构音障碍、吞咽障碍多属"喑痱""喉痹""语言謇涩"等范畴,其共同病机多为经络不通,气血阻滞,壅塞于喉,以致表现为语言不利,流涎,饮食水呛咳,或食入即吐。《备急千金要方》记载:"夫风痱者,卒不能语,口噤,手足不遂而强直者是也。"因此,针刺治疗总以通窍开音为原则。

【腧穴】

项中四穴(风府　哑门　大椎　崇骨)　内踝三穴(商丘　照海　中

封）咽喉三穴（廉泉　旁廉泉　人迎前）通里

【配穴】

肝阳上亢证加太冲、太溪；风痰阻络证加丰隆、合谷；痰热腑实证加曲池、内庭；气虚血瘀证加气海、血海、足三里。

【刺法发挥】

项中四穴配合内踝三穴是治疗中风后构音障碍、吞咽障碍的有效经验组穴：风府、哑门、大椎为督脉腧穴，总督诸阳，可振奋阳气，从阳引阴。大椎穴前方是咽喉部位，而督脉通过哑门穴入系舌本，哑门、风府二穴为督脉与阳维脉的交会穴，故能主治暴喑、舌强不语等。崇骨穴为经外奇穴，在后正中线上，第6颈椎棘突下凹陷中。内踝三穴包括照海、商丘、中封，照海穴为八脉交会穴，通于阴跷脉，为治疗咽喉部病变的特效穴；商丘为足太阴脾经经穴，足太阴之脉"挟咽，连舌本，散舌下"；中封为足厥阴肝经经穴，肝经"循喉咙之后，上入颃颡"。针刺时对项中四穴施以"由浅入深，推内之阳"的针刺方法，嘱患者正坐于病床上，头微前倾，项肌放松，局部皮肤常规消毒，采用 1.5 寸毫针，刺哑门、风府二穴，使针尖向下颌方向缓慢刺入 20~30mm，针尖不可向上，以免刺入枕骨大孔误伤延髓，并使患者局部有酸胀感；再取大椎、崇骨穴，针尖沿着第6、第 7 棘突走行斜刺 20~30mm，使患者局部有酸胀感。上述 4 穴针刺得气后采用互动式针法，即医者偕同一名助手，双手拇指和示指分别持定针柄做小幅度、低频率（30 次 /min）的提插捻转平补平泻手法，同时指导患者做一些发音练习，特别是针对中风前发音清楚而中风后发音困难或者发音不清的音节、音调，甚至词组、语句，之后引导患者做进一步的言语恢复功能的互动训练，如谈话、理解、复述、命名等，上述四穴操作 2~3 分钟后将针缓慢起出。针毕，嘱患者再取仰卧位，充分暴露双下肢，分别取双侧内踝三穴，直刺 0.3~0.5 寸，以强刺激、强针感、患者下肢出现"窜、动、抽"的明显得气感为操作要点。

咽喉三穴由廉泉、旁廉泉、人迎前组成，针刺时廉泉穴向舌根部刺入 0.5~1 寸，以针感传至舌根部为佳。通里为手少阴心经之络穴，针刺能通心脉、益心气、利舌咽，苍龟探穴法直刺 0.2 寸得气，短时间留针 5 分钟后，用青龙摆尾法行泻法使针感向小指放射，此时患者呼痛，即知已见成效。

（六）中枢性面瘫

中枢性面瘫是脑卒中的常见症状之一，属中医"中风"范畴，《内经》所言之"口喝"指的就是中枢性面瘫所出现的口角喝斜。本病多由阴阳失调、经筋失养所致,主要表现为双侧额纹正常,鼻唇沟变浅,口角喝斜,露齿时口角下垂、鼓腮漏气,常伴有肢体运动功能障碍、构音障碍、吞咽障碍等。

现代医学认为中枢性面瘫为面神经核上行通路任何部位受到损伤所致,最常见的受损处是内囊。可能的病因是颈内动脉系统闭塞,尤以大脑中动脉主干及分支闭塞更为多见。病变多导致对侧眼裂以下的颜面表情肌出现瘫痪,而睑裂以上皱眉、提眉、闭眼、眉毛高度与睑裂大小均与对侧无异,额皱与对侧深度相等;常伴有面瘫同侧肢体瘫痪、腱反射异常,巴宾斯基征阳性等。中枢性面瘫相比周围性面瘫疗效相对较差,疗程也较长,且与脑血管疾病的恢复程度密切相关。

【腧穴】

患侧:四白　太阳　颊车　下关　迎香　翳风　牵正　颧髎　天容
　　　口禾髎透地仓　夹承浆透地仓

健侧:透四关(合谷透劳宫　太冲透涌泉)　足三里　四白　颧髎
　　　颊车　迎香

【刺法发挥】

中枢性面瘫针刺治疗除整体论治之外,还可着重取患侧局部腧穴进行治疗,针灸介入时间与针刺治疗原发病的时机相同。对于出现"倒错"现象的患者应健患侧同刺,患侧多刺,健侧少刺。

四白穴在眶下孔处,有面神经颧支,其刺法有三种:①直刺 0.3~0.5 寸;②由外向内平刺 0.3~0.5 寸;③由下向上刺 0.3~0.5 寸。无论采用何种方法,均需用苍龟探穴法微调探穴,以产生上口唇部和上牙齿的酸胀感或麻电感的分经得气感为度,临床中第三种方法得气较易。太阳穴在颞部,当眉梢与目外眦之间,向后约一横指的凹陷处。其深层有下颌神经肌支和颞浅动脉肌支分布,该穴针刺时宜直下深刺 2~3 寸过颧骨。颊车穴局部有面神经颊支、下颌缘支及耳大神经;口禾髎深层有面神经的颊支和三叉神经的分支上颌神经的终支眶下神经;夹承浆局部有口轮匝肌、面神经下颌缘支;地仓穴深层有颊肌、面神经和眶下神经分支。针刺时针尖分别由颊车、口禾髎、夹承浆向地仓方向透刺 1~2 寸,要求透穴与被透穴"双得气"以加大作用范围。下关穴为足少阳、足阳明交会穴,足阳明之脉"循颊车,上耳前,过客主人",针刺时直刺 1~1.5 寸,施赤凤迎源法,以出现沿面神经颧眶支走行的麻电感为佳,如需分经得气施以白虎摇头法以驾驭针感,可刺中最深层的下颌神经。迎香穴为手足阳明交会穴,多气多血,位于面神经与眶下神经的吻合丛,进针时从鼻翼根部向鼻腔方向针刺 0.3~0.5 寸,以局部刺痛感为度。颧髎穴为手少阳、手太阳交会穴,浅层有面神经的颧支、颊支,深层有三叉神经下颌支分布,针刺此穴时需深刺 1 寸以上,使针尖到达咬肌深层,施赤凤迎源法,得气后予白虎摇头法驾驭针感,以上牙酸麻感为度。

翳风穴布有耳大神经,深层有面神经干,治疗面瘫时取乳突前缘下方进针,针尖略向下斜刺 0.8~1.2 寸,行苍龟探穴法,以患侧耳后及面部麻电感为宜,得气后可予青龙摆尾法,使针感扩散至舌前部及半侧面部。牵正穴位于面颊部,耳垂前 0.5~1 寸处,为治疗面瘫的特效穴之一,针刺时直刺或向前斜刺 0.5~0.8 寸,以刺中深层的面神经颊支为宜。小肠经天容穴位于胸锁乳突肌与二腹肌之间,布有耳大神经的前支、面神经的颈支、副神经,其深层为交感神经干的颈上神经节。进针时直刺 0.5~1 寸,注意避开血管,针感放射至舌咽部为佳。透四关刺法参见"卒中后痉挛性瘫痪"。临证取穴时,颧髎与下关可交替使用,翳风与天容可交替使用,颊车与牵正可交替使用,以减少创伤。

(七)卒中后尿失禁

卒中后尿失禁属于中医"遗溺""失溺""小便不禁"范畴,是脑中风临床常见并发症之一,也是中风预后差和死亡的独立危险因子,以小便不能自控而溺出为主要表现。它不仅给患者身心带来痛苦,还容易诱发尿路感染、肾盂肾炎和压疮溃疡等疾病。

按照症状和病因,卒中后尿失禁当属于反射性尿失禁,是由于脑卒中的发生,导致皮层及皮层下大面积梗死直接损伤排尿神经通路,影响到大脑或脑干的排尿中枢,受损伤的下行纤维束不能很好地控制排尿中枢对膀胱的抑制,进而导致膀胱逼尿肌反射亢进;或者损伤认知和语言间接影响控制排尿,最终引起小便不自主排出。

虽然一些尿失禁患者随着时间的延长尿失禁会自愈,但还有相当一部分患者尿失禁症状会持续超过 1 年。尤其在 75 岁以上的老年女性患者中发生率会更高。因此,积极治疗,提升盆底肌的张力可改善膀胱功能。

【腧穴】

净府五穴　横骨　补三气穴(膻中　中脘　气海)

关元　百会　滋阴三穴(三阴交　太溪　复溜)

【配穴】

肾阳虚加肾俞、命门;肺脾气虚加肺俞、脾俞。

【刺法发挥】

净府五穴位于膀胱分布区域,即曲骨及其旁开 1.5 寸和 3 寸,共 5 穴。曲骨下为膀胱,"腧穴所在,主治所在",三穴同用可直接调节膀胱功能。针刺时针尖向下斜刺 45°~60°,施以赤凤迎源法,使气至膀胱及会阴部,得气后予加强遗留针感法,即在留针过程中施白虎摇头法以间歇行针,使针感持续向膀胱及会阴部走行,留针同时配合弩法,即以患者内衣顺势按压针身,可加强针感,延长针感的持续时间。横骨穴为足少阴、冲脉交会穴,可补益肾气,针刺此穴时应斜向下刺 1~1.5 寸,以针感沿下腹部传至会阴区为宜。

卒中后尿失禁多伴气虚症状,故取补三气穴及关元、百会以补气调气。补三气穴位于胸腹部,自上而下分别为肺、胃、肠的投影区部位所在,三穴均为任脉腧穴,自下而上至头面,历经三焦,重补气兼调气。膻中穴向下平刺 0.5~0.8寸,以局部酸胀感为宜;中脘、气海均 70°~80° 向下斜刺 1.2 寸,需注意的是,中脘取穴时不能将剑突的位置当成胸剑联合,也不能把肚脐边当作肚脐中。关元穴为元气出入的要道,同时为足三阴、任脉之会,善治生殖泌尿系诸疾。此穴针刺时宜斜向下刺 1~1.5 寸,其他同净府五穴。百会穴是人体阳气汇聚之处,刺之可通阳启闭,提举一身之阳气,升下陷之清阳。针尖向前沿督脉平刺 0.5~1寸,勿偏左右,局部酸胀。

滋阴三穴由三阴交、太溪、复溜三穴组成,太溪、复溜分别为肾经原穴、经穴,"肾司二便",三阴交系足三阴经之交会穴,三穴可治疗膀胱失约,三焦气化无力而导致的小便失禁诸症。针刺太溪穴时应在内踝仔细压寻,揣摩动脉跳动,动脉旁即为此穴。紧贴其后缘进针,直刺 0.2~0.3 寸,施以苍龟探穴法使针感到达足跟、足心和足趾。复溜、三阴交紧贴胫骨内侧面后缘靠近骨边凹陷处进针 0.5~1 寸,向后外斜刺行苍龟探穴法,以针尖刺中胫神经为度,患者即有麻电感走行于足底;然后提针至皮下使针尖向上施以分经得气法,得气后用青龙摆尾法使针感上行至前阴部。

（八）中风后足内翻与足下垂

卒中后足内翻与足下垂均为脑卒中的常见后遗症,多见于脑卒中急性期后偏瘫侧,属中医"拘挛""经筋病""偏枯"范畴,多由阴阳失调、脉络阻滞、筋脉拘挛所致。《难经·二十九难》曰:"阴跷为病,阳缓而阴急;阳跷为病,阴缓而阳急。"指出中风偏瘫痉挛状态是由于阴阳跷脉之脉气失调而出现肢体阴阳侧或拘急、或弛缓的不平衡。中风日久,气血不畅,脉络阻塞,筋脉失养,阴跷拘急、阳跷纵缓而形成足内翻与足下垂。

现代医学认为卒中后足内翻与足下垂的产生是由于肌肉牵张反射的控制紊乱所致。中风患者常出现不可逆的中枢运动神经损伤,或某些运动神经元的不完全损伤,大脑低级中枢失去高级中枢的控制,其原始反射失去抑制,从而患者表现出下肢伸肌张力增高、协调能力异常的痉挛模式。偏瘫患者长期制动,肌肉痉挛而导致的肌张力分布失衡,使患者踝关节背屈与外翻的功能丧失。若患侧下肢内侧肌群发生痉挛,肌张力增高,而患肢外侧肌张力降低,发生弛缓,造成患肢内外侧肌张力不对称,则足不能平放而内翻;若患侧下肢后侧肌群肌张力增高,而前侧肌群及外侧肌群长期激活不足,足背肌、趾屈肌间肌力失去平衡,则足背屈困难而下垂。

【腧穴】

患侧:利趾三穴(太白 京骨 上八风) 解溪 三阴交 跗阳
　　阳陵泉 丘墟 照海 太冲 股前九穴
　　小腿前外侧六穴(足三里 丰隆 悬钟 跗阳 足三里对称点
　　丰隆对称点)

健侧:足三里 三阴交 透四关(合谷透劳宫 太冲透涌泉)

【刺法发挥】

丘墟穴为足少阳胆经原穴,照海穴属肾经,又为足少阴、阴跷脉之会,"偏枯不能行……照海主之"。此二穴采用透刺法,一针两穴,可疏通足踝部经气,达到行气活血、舒筋活络的功效。取丘墟穴时沿外踝前下方找到跗骨窦,跗骨窦是跟骨与距骨相连结之后,由跟骨沟与距骨沟围成的间隙,其外口当是;该间隙的内侧为一狭窄的骨性管道,其内口当为位于内踝尖下方凹陷处的照海穴。患者取仰卧位,针刺时先取足内翻位,取75mm毫针,针尖向内踝尖前下方约1寸处的跗骨窦内口方向刺入,当针体从丘墟穴进至1.5寸时,换成足微外翻位,苍龟探穴法进针 2~3 寸,透至照海穴皮下,不必穿透皮肤,要求丘墟、照海双重得气。若透穴时不能顺利将针通过跗骨窦,可微调进针方向,调整角度在 10° 以内,不宜过大。解溪穴针刺时直刺 0.5~1 寸,施苍龟探穴法,得气后予青龙摆尾法,使针感沿足背传至足趾。

京骨为足太阳之原穴;太白为足太阴之输穴、原穴;上八风属经外奇穴,在足背,第 1~5 跖骨头间,左右共 8 穴,诸穴合为利趾三穴。上八风的定位比八风靠后,先找到跖趾关节,向近端推至跖骨头,取相邻跖骨头的中点凹陷处即是。其余参照定位取穴。针刺京骨、太白时针尖贴骨缘进针 1~1.5 寸,分别向足底透刺,以局部酸胀为度。上八风直刺,至足底侧可摸到针尖,以接近皮肤而不穿透为度。利趾三穴局部分布有姆收肌、骨间背侧肌、骨间足底肌、姆短屈肌、蚓状肌、小趾展肌、足底内侧神经、足底外侧神经,针刺可刺激相关肌群。

股前九穴、小腿前外侧六穴均采用肌腹刺法,进针速度缓慢,进针后轻刺激,静留针。余穴具体刺法操作参照"卒中后弛缓性瘫痪""卒中后痉挛性瘫痪"相关章节。

二、头痛

头痛,又称"头风",指由于外感与内伤,致使脉络拘急或失养,清窍不利所引起的以头部疼痛为主要临床特征的疾病。本病既是许多急慢性疾病共有的症状,亦可单独出现。一般指头颅上半部,即眉毛以上至枕下部为止这一范围内的疼痛。历代医家对头痛的阐述不尽相同,按病因分有外感、内伤之别:外感头痛有风寒、风热、风湿、伤暑、火邪致痛及伤寒头痛等;内伤头痛有气虚、血虚、阳虚、阴虚、肝阳、伤食、瘀血致痛等。从经络分有三阳头痛(太阳头痛、阳明头痛、少阳头痛)、三阴头痛(太阴头痛、少阴头痛、厥阴头痛)等。按病情轻重、病程长短、发作规律及疼痛部位分,有真头痛、头风、偏头痛、雷头风、脑风、颠顶痛、久头痛等。

现代医学则大致将其分为原发性和继发性两类。原发性头痛又可称为特发性头痛,无确切病因,但多为良性病程,如偏头痛、紧张性头痛、丛集性头痛等;继发性头痛则为器质性病变所致,多与各种颅内病变如脑血管疾病、颅内感染、颅脑外伤及全身性疾病、滥用精神活性药物等相关。对于病因明确的继发性头痛应尽早去除病因,原发性头痛和病因不能立即纠正的继发性头痛可选择针灸治疗。

【腧穴】

外四神聪透百会 脑空透风池 透四关(合谷透劳宫 太冲透涌泉) 天柱 天牖 风府 大椎 列缺

【配穴】

该病配穴以部位配穴和随经配穴为主。前额头痛加上星透百会、头维、阳白、内庭;偏侧头痛加胆经四透(颔厌透悬颅、悬厘、曲鬓 曲鬓透率谷 率谷透天冲 天冲透浮白、头窍阴)、瞳子髎透丝竹空、风池、太阳、外关、足背胆经三穴(地五会 足临泣 丘墟);颠顶头痛加至阴;后头痛加脑户、后溪、申脉、天柱;脑内痛加涌泉、太溪。

【刺法发挥】

脑空与风池均为胆经与阳维脉的交会穴,"少阳主枢","阳维维于阳",故脑空透风池可开阖阴阳。针刺脑空时可以用指腹轻触枕动脉,指下感觉似中医脉象之"濡脉",轻取可应,重按消失,枕大神经与之伴行,动脉搏动外即为进针点。针尖朝向风池穴,施苍龟探穴法以刺中枕大神经,患者可感觉到沿枕大神经走行分布的麻电感,欲使针感循经传导至侧头部或前额部,可施小幅度青龙摆尾法以驾驭针感。天柱穴为头部之支柱,该穴浅层有第三颈神经后支,深层有枕大神经分布,在肌肉深层,寰椎侧块与第二颈椎横突之间有椎动脉经过,所以针刺不宜过深。进针时直刺或向下斜刺 0.5~0.8 寸,施苍龟探穴法,得气后予青龙摆尾法,使针感传导至同侧颞部。

风府穴为督脉、阳维脉交会穴,位于项韧带和项肌中,布有第 3 颈神经和枕大神经分支,深部为寰枕后膜和小脑延髓池。进针时向下颌方向缓慢刺入 0.5~1.2 寸,针尖向下施苍龟探穴法以抵至棘突,得气后稍予青龙摆尾法,使针感向枕项部放射,不留针。大椎穴为督脉、手足三阳交会穴,督脉"入络脑""上贯心",正常成年人进针 1.2~1.5 寸是安全的,但是不主张刺透硬脊膜,行赤凤迎源法得气后,可予白虎摇头法促使针感沿脊柱向下传导至肩胛部,气至后疾出针,产生遗留针感。

针刺天牖穴能够调节颈交感神经的功能,恢复血管的正常收缩,改善局部的微循环。进针时直刺 0.5~1 寸,施苍龟探穴法,得气后予青龙摆尾法,使针感传至耳后部。列缺为手太阴经的络穴,别走手阳明经,"头项寻列缺",进针时针尖向上平刺 0.3~0.5 寸,局部酸麻胀、沉重感,或沿肺经传至拇、示指。

外四神聪在头顶部,百会前后左右各旁开 1.5 寸,共 4 穴,针刺时百会、外四神聪均向前平刺 0.8~1.2 寸,使针感向前额方向窜行。百会为督脉、手足三阳、足厥阴交会穴,且百会、外四神聪局部有额神经分支、枕大神经分支、颞浅动静脉及枕动静脉分支等,对应大脑皮层的顶叶、躯体感觉中枢、躯体运动中枢,故外四神聪透百会可局部刺激头皮,改善相应脑部循环。

胆经四透由颔厌透悬颅、悬厘、曲鬓,曲鬓透率谷,率谷透天冲,天冲透浮白、头窍阴诸穴构成,本组透穴连点成线,集中于头的侧部,透刺时毫针所在部位为浅筋膜。针刺时平刺 0.8~1.2 寸,先从颔厌进针经悬颅、悬厘平刺至曲鬓方向;后依次从曲鬓进针平刺至率谷方向、从率谷进针平刺透过天冲、从天冲进针经浮白平刺至头窍阴方向。进针后使局部产生酸胀感即可,弱刺激。

透四关刺法操作参见"卒中后痉挛性瘫痪"。

三、眩晕

眩即眼花,晕是头晕,两者常同时并见,故统称为眩晕。是因机体对空间定位障碍而产生的一种运动性或位置性错觉,以自觉头晕眼花、视物旋转动摇为主要临床表现,可伴恶心呕吐、眼球震颤、耳鸣耳聋、汗出、面色苍白等。本病轻则发作短暂,闭目即止,重者如坐舟船,甚则仆倒。起病较急,常反复发作,或渐进加重。

【腧穴】

胆经四透(颔厌透悬颅、悬厘、曲鬓 曲鬓透率谷 率谷透天冲 天冲透浮白、头窍阴) 外四神聪透百会 脑空透风池 风池 头维 神庭 透四关(合谷透劳宫 太冲透涌泉)

【配穴】

耳鸣、耳聋、听力减退加耳门透听会、翳风;心悸、胸闷加内关、神门;眼花、视物不清加睛明、光明;恶心、呕吐加中脘、内关;焦虑、抑郁加丘墟透照海;头重如裹,胸闷恶心加丰隆、足三里;晕厥加水沟、内关。

【刺法发挥】

本病病位主要在脑髓清窍,治疗当以养脑安神、活血通络为法。脑空为足少阳胆经穴,《针灸甲乙经》言:"脑风目瞑,头痛,风眩,目痛,脑空主之。"针刺此穴可祛风开窍,风池穴善治一切内风、外风,为疏风散邪、清利头目的常用穴。脑空透风池穴对应大脑皮层的枕叶区域,针刺该穴可以改善后循环缺血性眩晕症状。胆经四透是治疗本病的关键,透刺该组穴可连点成线,扩大了单穴治疗范围,同时局部产生肿胀酸麻的感觉,使针感直达病所,具有活血通络、息风定眩之效。外四神聪透百会可激发头部五脏神气而协调脏腑功能,脑髓得以濡养而发挥其主宰功效,晕停眩止。透四关即合谷透劳宫、太冲透涌泉,针刺此组穴可宣通气血,平肝潜阳。上诸穴具体刺法操作参照"头痛"一节。

头维属足阳明胃经,且为足阳明、足少阳之会,布有耳神经的分支及面神经额颞支,针刺头维穴对耳源性眩晕可起到良好疗效。进针时可向下或向后平刺 0.5~0.8 寸,局部有胀痛感,可向周围扩散。神庭为督脉、足太阳、足阳明之会,为神志所在,有宁神开窍、止晕定眩之功,针刺时向后平刺 0.5~0.8 寸,以局部酸胀为度。

四、周围性面瘫

周围性面瘫是指特发性面神经麻痹,又称贝尔麻痹,俗称"卒口僻""吊线风"。是一种急性发作的单侧面颊筋肉弛缓性疾病,以口角向一侧㖞斜、眼睑闭合不全为主要症状,常可见单侧的额纹变浅或消失,眼裂变大甚或露睛流泪、面部肌肉板滞、麻木、瘫痪,鼻唇沟变浅,口角下垂㖞向健侧,皱眉、蹙额、闭目、露齿、鼓颊完成困难;部分患者起病初还可出现乳突部疼痛、患侧舌前 2/3 味觉减退或消失或听觉过敏等症状。随着病程延长,瘫痪肌肉出现挛缩,口角反牵向患侧,甚则出现患侧面肌痉挛,形成"倒错"现象。

本病起病突然,多由于正气不足,脉络空虚,加之受寒、病毒感染或自主神经功能不稳等引起面神经核或面神经受损,导致面神经支配区域出现肌肉纵缓不收、口角㖞向健侧等相应症状。中医学认为其病机为脉络空虚,风邪入侵脉络,以致气血阻滞,脉络失养,《类证治裁》云:"口眼㖞僻,因血液衰涸,不能荣润筋脉。"《灵枢·经筋》认为本病的病位在面部足阳明和手太阳经筋,"足之阳明,手之太阳,筋急则口目为僻,眦急不能卒视。"

【腧穴】

翳风　下关　牵正　太阳　颧髎　阳白　合谷　足三里

【配穴】

急性期加风池、曲池，另取大椎、风门、肺俞刺络拔罐；静止期加丝竹空透颔厌、瞳子髎透悬厘、颔厌透悬厘、口禾髎透地仓、地仓透颊车、夹承浆透地仓；恢复期加补三气穴(膻中 中脘 气海)、三阴交、血海；耳后疼痛加瘈脉、颅息、听宫；鼻唇沟变浅明显加迎香；人中沟㖞斜加水沟；颏唇沟㖞斜加承浆、天容；皱眉困难加攒竹、鱼腰；流泪加四白。

【刺法发挥】

针刺取穴以患侧为主，进针时把患侧肌肉向上牵拉至正常位置，针尖宜向上与其垂直。急性期颜面局部针刺宜少，深度宜浅，留针宜短，手法宜轻，多配合远端腧穴；静止期多针刺患侧局部穴位，常采用透刺法，辅以刺络拔罐和梅花针叩刺；恢复期可加针刺补三气穴、三阴交、血海等，此期可对重症、顽固性病症予深刺、透刺、较大幅度提插捻转等方法以增加刺激量。

本病局部取穴时，应按照面神经解剖特点，仔细观察患者的临床症状，确定面神经病变分支及病变程度，随症加减取穴：如额纹消失，不能皱眉、蹙额、闭目，此属颞支病变，当取太阳、丝竹空透颔厌、瞳子髎透悬厘、颔厌透悬厘；如鼻唇沟变浅，此属颧支病变，取下关、四白、迎香；如不能鼓腮、露齿，属颊支病变，取牵正、地仓；如不能噘嘴、吹哨，属下颌缘支病变，取地仓、颊车；如口角伸向外下，属颈支病变，取夹承浆、天容；而针刺翳风则可以刺激面神经主干，适用于面神经各支病变。

翳风、下关、牵正、颧髎穴针刺操作见“中枢性面瘫”一节。太阳穴为经外奇穴，手阳明、手太阳和手足少阳之经筋结于太阳部，针此穴时取 3 寸毫针向下深刺。阳白穴为足少阳、阳维交会穴，针刺时采用阳白四透法，即阳白穴分别向上星、头维、攒竹、丝竹空方向平刺 1 寸，进针后施以捻转手法，以酸胀在前额部放散为度，可增加对额肌与神经的广泛刺激。

在治疗过程中可见倒错、面肌痉挛等并发症，为防止并发症的发生常用如下方法：“倒错”现象可健患侧同刺，患侧多刺，健侧少刺，一则防止健侧肌肉在阴阳不平衡的状态下功能偏亢或偏衰，二则积极治疗患侧，调理气血阴阳时兼顾预防痉挛；应在面瘫将愈时进行针刺预防面肌痉挛，此时患者针刺痛感逐渐增加，面部表情肌逐渐恢复正常运动，应减少患处针刺穴位，避免强刺激手法，可予长时间留针法以驾驭针感。

五、三叉神经痛

三叉神经痛是指三叉神经分布区内短暂的反复发作性剧痛,属中医学"面痛""面风痛""面颊痛"等范畴,其基本病机为面部经络气血痹阻,不通则痛;或面部经筋失于濡养,不荣则痛。

本病好发于成年及老年人,女性多于男性,发作时常表现为面颊上下颌及舌部明显的剧烈电击样、针刺样、刀割样或撕裂样疼痛,持续数秒或 1~2 分钟,突发突止,间歇期完全正常。患者口角、鼻翼、颊部或舌部为敏感区,轻触可诱发,称为扳机点或触发点。病程呈周期性,发作可为数日、数周或数月不等,缓解期如常人。随着病程迁延,发作时间延长,间歇期缩短,甚至发展为持续性发作,很少自愈。

三叉神经痛分为原发性痛和继发性痛两类。对于原发性三叉神经痛的病因,目前有以下两种观点:周围学说认为病变位于半月神经节到脑桥间的部分,是由于多种原因引起的压迫所致;中枢学说认为病变位于三叉神经脊束核或脑干,为异常放电导致的一种感觉性癫痫样发作。继发性三叉神经痛,其疼痛为持续性,多合并其他脑神经损害症状,常见于多发性硬化、延髓空洞症、原发性或转移性颅底肿瘤等。

【腧穴】

三叉神经四穴(鱼腰　四白　大迎　太阳)　胆经四透(颔厌透悬颅、悬厘、曲鬓　曲鬓透率谷　率谷透天冲　天冲透浮白、头窍阴)　透四关(合谷透劳宫　太冲透涌泉)　中渚　悬钟

【配穴】

眼支痛加风池、攒竹、阳白、瞳子髎、丝竹空;上颌支痛加迎香、颧髎、口禾髎、上关;下颌支痛加下关、颊车、地仓、承浆、夹承浆。

【刺法发挥】

三叉神经是以感觉神经为主的混合神经,由眼支、上颌支和下颌支组成,分别支配面部眼裂以上、眼裂和口裂之间、口裂以下的感觉和咀嚼肌收缩运动。针刺治疗时要注意辨病位取穴,不同分支疼痛取不同穴位,针感向不同方向放射,即"气至病所""气至而有效"。临床上应先根据疼痛范围确定病变神经,取穴多在病变神经干及其分支上或其附近。

三叉神经四穴由鱼腰、四白、大迎、太阳四穴组成。鱼腰穴是治疗三叉神经痛第一支痛的主穴之一,位于眶上孔或眶上切迹处,当眶上神经外侧支分布处;四白穴在眶下孔处,局部分布有面神经颧支,支配眼轮匝肌下部颧肌、上唇诸肌和眼轮匝肌,为治疗三叉神经痛第二支痛的特效穴;大迎穴在咬肌附着部前缘,此处有面神经及三叉神经第三支下颌神经分布,可治疗三叉神经痛第三支痛;太阳穴浅层有上颌神经颧颞支和颞浅动脉分布,深层有下颌神经肌支和颞浅动脉肌支分布,故针刺时向下关方向深刺可兼顾三支病变,为治疗三叉神经痛之要穴。鱼腰可略向上斜刺,刺入眶上孔或眶上切迹,以刺中三叉神经的眶上神经。四白有三种刺法:①直刺 0.3~0.5 寸;②由外向内平刺 0.3~0.5 寸;③由下向上刺 0.3~0.5 寸。针感传导区分布有三叉神经的眶下神经,无论采用何种方法,用雀啄法微调,以产生上口唇部和上牙齿的酸胀感为度,尤其是治疗三叉神经痛的第二支痛时,更强调此针感,临床发现第三种方法得气较易。大迎向颏孔方向斜刺,颏神经从此走出,以刺中颏神经第二磨牙处有针感为度。太阳直下深刺 2~3 寸过颧骨。

中渚穴是手少阳三焦经之输穴,为治疗面颊痛常用验穴,《针灸资生经》:"中渚,主颞颥痛、额颅热痛、面赤。"针刺时直刺 0.3~0.5 寸,施苍龟探穴法,得气后予青龙摆尾法,使针感沿经传向小指和环指。悬钟穴属足少阳胆经,八会穴之髓会,在小腿外侧,当外踝尖上 3 寸,腓骨前缘,可泄胆火、清髓热、舒筋脉,针刺时直刺 0.5~1 寸,施苍龟探穴法,得气后予青龙摆尾法,使针感沿小腿前方传至足背。余穴具体刺法操作参照"头痛"一节。

针刺时取穴以患侧为主,针感以局部放射酸胀、针感抵达痛处为佳。若患侧针刺感觉过敏不能耐受,可刺对侧腧穴,留针 30~50 分钟,每 10~15 分钟行针 1 次以加强遗留针感。

六、癫狂

癫和狂都是精神错乱的疾病,相当于现代医学中的精神分裂症、双相障碍、躁狂症等,是以感知觉、思维情感、认知行为等多方面障碍为临床特征的精神疾病。

《难经·二十难》说:"重阳者狂,重阴者癫。"癫属阴,多偏于虚,初期以情感障碍为主,表现为抑郁状态,情感淡漠,沉默痴呆,语言错乱,不知饥饱,甚则僵仆直视;病为痰气郁结,蒙蔽神机,久则心脾耗伤,气血不足。狂属阳,多偏于实,初期以情绪高涨为主,表现为兴奋状态,喧扰不宁,衣被不敛,打人骂人,歌笑不休,多怒,甚则逾垣上屋;病多为痰火上扰,心神不安,久则火盛伤阴,心肾失调。

【腧穴】

脑空透风池　调心神三穴(内关透间使　郄门)　胆经四透(颔厌透悬颅、悬厘、曲鬓　曲鬓透率谷　率谷透天冲　天冲透浮白、头窍阴)　外四神聪透百会　透四关(合谷透劳宫　太冲透涌泉)　三阴交　丰隆

【配穴】

痰火扰神加痫证三穴(丰隆　申脉　照海)、劳宫、神门、阴郄;火盛伤阴加滋阴三穴(太溪　三阴交　复溜)、阴郄;痰盛者加祛痰化浊四穴(中脘　足三里　丰隆　阴陵泉);气郁甚者加支沟、阳陵泉。

【刺法发挥】

针刺时机宜选择癫狂发作缓解期。脑空透风池,针尖朝向风池穴,施苍龟探穴法以刺中枕大神经,患者可感觉到沿枕大神经走行分布的麻电感,得气后向风池穴透刺,可行青龙摆尾法驾驭针感,以使其循经"上抵头角,下耳后",气至侧头部,即患者感觉麻胀感沿胆经上行。

针刺调心神三穴时,先施苍龟探穴法刺内关,紧贴桡侧腕屈肌腱进针0.2~0.3寸即可出现沿正中神经走行至手指的针感,然后提针至皮下,改变针尖方向透刺间使,施以青龙摆尾法以实现针感沿心包经走行至胸部的分经得气法。郄门直刺0.5~1寸,局部有酸胀感即可。刺毕行互动式针法,即术者于内关、郄门穴施捻转手法,同时嘱患者行深而大的腹式呼吸,以助行气。

基于三阳开阖枢机理论,我们认为"胆为神之枢",故取胆经四透以疏利少阳枢机,针刺治疗癫狂病针感宜弱,得气后局部酸胀感即可,不宜重刺激,避免产生放电感等强刺激针感。平刺0.8~1.2寸,从颔厌进针透刺悬颅、悬厘、曲鬓,从曲鬓进针平刺至率谷方向,从率谷进针平刺透过天冲,从天冲进针透刺浮白、头窍阴;进针后用捻转手法,使局部产生酸胀感。

外四神聪透百会治疗癫狂宜外四神聪平刺0.8~1.2寸向百会。透四关针刺操作见"卒中后痉挛性瘫痪"。《备急千金要方》云丰隆主"烦心,狂见鬼好笑",《千金翼方》载"惊狂走,灸内踝上三寸(三阴交)",二穴治疗癫狂以得气

后局部酸胀为度。

七、痫证

痫证又称癫痫、癫疾,俗称"羊痫风",是以发作性意识恍惚,或突然昏仆、口吐涎沫、两目上视、四肢抽搐,或口中如有猪羊叫声等为临床特征的神志异常疾病。痫证之"痫",寓有间断、反复发作的意思。大部分患者在缓解期一如常人,部分患者由于发作频繁损伤正气而神思迟钝,精神不振;其发作的次数和每次发作持续的时间,因病情轻重而不同。轻者瞬间即过,发作次数少;重者发作频繁且每次持续时间较长;更有甚者,持续发作,必须予以紧急处理,否则有生命危险。

痫证的病因有先天因素和后天因素:先天胎内受损,或出生时受伤,或禀赋不足;后天七情失调,或六淫诱发。其病机总归脏气不平,肝旺生风,气郁化火,痰浊内聚,更有气虚血瘀而瘀血内停者。现代医学认为癫痫的发生,多因大脑神经元异常放电,脑组织出现突发性、反复性及短暂性的功能紊乱,表现为运动、感觉、精神、意识等多方面障碍。

【腧穴】

外四神聪透百会 风池 水沟 鸠尾 调心神三穴(内关透间使 郄门) 透四关 踝上三寸二穴(悬钟 三阴交) 痫证三穴(丰隆 申脉 照海)

【配穴】

缓解期加心俞、肝俞、脾俞、肾俞。

【刺法发挥】

痫证病位主要在脑,"脑为元神之府""督脉者,入属于脑",故针刺治疗本病取穴应以督脉为主,可起到通督镇静、开窍醒神的作用。

《针灸大成》云:"凡患风痫疾,发则僵仆在地,灸风池、百会。"百会乃督脉最高处,治疗痫证宜外四神聪平刺 0.8~1.2 寸透向百会,行捻转手法,局部酸胀即可。风池为少阳经与阳维脉之交会穴,少阳主枢,阳维维系一身之阳,针刺时于胸锁乳突肌上端与斜方肌上端之间进针,针尖向下刺 0.8~1.2 寸以抵至颅骨为度,使局部酸胀;或施以赤凤迎源法以分经得气,使针感向前额、颠顶、侧头部扩散,欲加强气至病所或遗留针感,可行白虎摇头法以驾驭针感。水沟为任脉、督脉交接之处,畅通阴阳气血,有开窍醒神之能,针刺时医者押手用力提起患者人中沟处皮肤,刺手持针于左侧(患者视角)处水平进针,横贯穴位并从其右侧穿出,施小幅度快频率提插捻转的龙虎交战之法,至患者眼眶湿润为度。此穴针感强烈,若患者素体虚弱则不宜兼行龙虎之法,以免出现晕针现象。鸠尾又名神府,任脉之络穴,"五痫之症不寻常,鸠尾之中仔细详",针刺时嘱患者吸气上提后斜向下进针 1.5~2 寸,施赤凤迎源法搜经寻气,局部酸胀感为得气,可行小幅度青龙摆尾法以驾驭针感,使气散于胸腹。

调心神三穴、透四关刺法可参看前文。踝上三寸二穴相配可调和阴阳,三阴交沿胫骨后缘与皮肤呈 45°角向后方斜刺 0.5~1 寸,苍龟探穴法以刺激胫神经出现下肢抽动为佳;悬钟施以苍龟探穴法针刺得气后,可行青龙摆尾法以使针感到达足背。《针灸聚英》记载痫病:"洁古云:昼发灸阳跷,夜发灸阴跷。"故针刺申脉、照海二穴可交通一身阴阳之气,和阴阳而定神志。昼发重刺申脉,夜发重刺照海;以上二穴均进针 0.5~0.8 寸,施以苍龟探穴法至局部酸胀感,针刺申脉时针尖指向照海,轻微摆动针身行青龙摆尾法,使经气向照海飞走,同法针刺照海,使经气向申脉飞走以至阴阳二气相互交通。丰隆乃祛痰要穴,为足阳明经络穴,一络通二经,从阳络阴,以贯阴阳。其穴在小腿肌肉丰厚处,施赤凤迎源法直刺 1~3 寸,得气后行白虎摇头法,使经气沿足阳明经、足太阴经传导,以达分经走气。

八、癔病

癔症又称"分离转换障碍""歇斯底里症",是一种常见的精神障碍,多在精神刺激或不良暗示后发病。根据病症特点,与中医学中的"脏躁""百合病""厥证""郁证"等相似。癔症的发生与遗传因素、个性特征有关,是在某种性格基础上,因精神受到刺激而发病,亦可在躯体疾病基础上发病。其临床表现复杂多变,主要表现为癔症躯体症状和癔症性心理障碍。

前者又称转换性癔症,表现为麻木,感觉过敏,突然失明,突然发生完全性听力丧失;失声或喉部哽噎感;肢体瘫痪、不能站立或不能步行,但无肌肉萎缩;痉挛发作,倒地、抽搐,常常是手足乱舞,有时扯头发、咬衣服。后者则称分离性癔症,表现为突然情感暴发,哭笑不止,撞头、扯头发、咬衣服、捶胸顿足、满地打滚,常伴有情绪的急剧转变和戏剧性表现;部分心因性遗忘患者,表现为有选择地遗忘那些与心理创伤有关的内容或某一阶段的经历;神游症患者,突然离开原先的活动地,外出漫游,可历时数日。

【腧穴】

胆经四透(颔厌透悬颅、悬厘、曲鬓　曲鬓透率谷　率谷透天冲　天冲透浮白、头窍阴)　透四关(合谷透劳宫　太冲透涌泉)　外四神聪透百会　丰隆　内关

【配穴】

癔病性耳聋加耳周六穴(曲鬓透角孙　率谷透角孙　颅息　瘛脉　耳门)、中渚、天容、翳风;癔病性肠胃不适加胃病三穴(中脘　足三里　内关)、阳明四穴(梁丘　足三里　上巨虚　下巨虚);癔病性瘫痪取肩井;癔病性失语取通里或哑门;癔病性失明取太溪;癔病性咽部不适取照海。

【刺法发挥】

根据"开阖枢"理论,少阳枢机运行表里阳气,少阴枢机升降周身气机,"枢折则脉有所结而不通",故少阳、少阴枢机不利,则脏腑经脉气机失调,上下阴阳之气不相顺接,神无所主则意乱。胆经四透、透四关、外四神聪透百会或百会为针灸治疗本病的基础腧穴,具体刺法可参见癫狂、痫证等病症。此外,单穴治疗癔症也有较好的临床效果,如癔病性瘫痪取肩井;癔病性失语取通里或哑门;癔病性失明取太溪;癔病性咽部不适取照海。

肩井为足少阳胆经穴,又会于阳维脉,少阳为枢,"两足肩井搜",针刺时采用1.5寸针,针尖向后苍龟探穴法刺入0.5~0.8寸,肩部可有酸胀感,然后施以青龙摆尾法予强刺激,同时鼓励患者活动四肢,后采用短时间静留针法,操作时注意勿刺伤肺尖。

"言为心声",通里为心经络穴,可疏通少阴之枢机;哑门为回阳九针穴之一,属督脉入络脑,督脉循经喉部,故其可开窍调神。哑门穴刺入1.2寸,赤凤迎源法针刺得气后施白虎摇头法以加强刺激及经气走行至咽部;通里0.2寸直刺苍龟探穴法得气,短时间留针5分钟后,用青龙摆尾法行泻法使针感向小指放射,此时患者呼痛,即知已见成效,留针10分钟。

太溪属足少阴经穴,针刺揣穴时指下应仔细感触动脉搏动,紧贴动脉搏动处后缘浅刺0.3寸,施苍龟探穴法得以麻电为主的针感,并向足小趾及足心放散,然后留针30分钟,留针过程中每10分钟行小幅度青龙摆尾法以驾驭针感

118

使经气飞走,共 3 次,行针期间言语引导并安慰患者,起针时患者可正常视物,仅留酸疼感。

照海亦属足少阴经穴,开少阴枢机以畅三阴经气,"治喉中之闭塞"。施苍龟探穴法捻转进针 0.5~0.8 寸,得气后青龙摆尾法行针以驾驭针感,同时嘱患者配合做吞咽动作。

九、郁证

郁证是由于情志不舒、气机郁滞所致,以心情抑郁、情绪不宁、胸部满闷、胸胁胀痛,或易怒易哭,或咽中如有异物哽塞等为主要临床表现的一类病症。根据郁证的临床表现及其以情志内伤为致病原因的特点,主要见于现代医学的神经衰弱、癔症、焦虑症、更年期综合征及反应性精神病等。

情志失调及体质因素是郁证发生的重要病因,前者多因谋虑不遂,或郁怒忧思,或悲愁恐惧,肝失疏泄,气机郁结,神机不畅而发,"郁为七情不舒,遂成郁结,既郁之久,变病多端";后者如脏气素虚,阴阳气血失调,平素郁郁寡欢之人,一遇精神刺激,则易发本病。郁证基本病机为气机郁滞:初病因气滞而夹湿痰、食积、热郁者,则多属实证;久病由气及血,由实转虚,如久病伤神、心脾俱亏、阴虚火旺等均属虚证。

【腧穴】

调心神三穴(内关透间使 郄门) 神门 胆经四透(颔厌透悬颅、悬厘、曲鬓 曲鬓透率谷 率谷透天冲 天冲透浮白、头窍阴) 透四关(合谷透劳宫 太冲透涌泉) 期门 阳陵泉

【配穴】

脏躁加心俞、膈俞;梅核气加丰隆、天突;心烦易怒加劳宫、太溪、三阴交;胸胁胀满加行间、内庭、支沟;头晕神疲加心俞、脾俞、补三气穴(膻中 中脘 气海)、三阴交;睡眠障碍加外四神聪透百会、脑空透风池;食欲不振加中脘、足三里、梁丘。

【刺法发挥】

郁证与情志及体质关系密切,既有躯体症状,又有精神心理症状,因此针刺治疗尤其强调对针感的驾驭,具体操作时先以弱刺激为主,每次治疗后及下次针刺前注意与患者沟通,以恰当调整针感。

神门宜运用阴性进针法,弱刺激,不行针,出针后不遗留针感。调心神三穴、胆经四透、透四关详细刺法参看"癫狂"一节。

期门为肝经募穴,足厥阴、足太阴、阴维脉交会穴,《针灸问对》记载十二经脉终于足厥阴之期门,故期门为气机升降的重要腧穴,针刺期门时针尖向前平刺进针0.5~1寸,小幅度捻转至局部酸胀感,亦可施青龙摆尾法使气散于胸胁部,阻力针法留针以驾驭针感,阴性进针法,弱刺激,出针后不遗留针感,患者即感心胸舒畅、豁然开朗。阳陵泉为胆经合穴,胆经"以下胸中,贯膈,络肝,属胆,循胁里",故可疏利肝胆之气、宽胸解郁。其穴当腓总神经分为腓浅和腓深神经处,针刺时直刺进针0.5~1寸,需以苍龟探穴法实现腓浅和腓深神经向下走行的分经得气针感,使其达足背外侧。

十、胸痹

胸痹是指以胸部闷痛,甚则胸痛彻背、喘息不得卧为主要表现的一种疾病,轻者感觉胸闷,呼吸欠畅,重者则有胸痛,严重者心痛彻背,背痛彻心。其病因多与寒邪内侵、饮食不当、情志波动、年老体虚等有关。汉代张仲景《金匮要略》中提出"胸痹"的名称,归纳病机为"阳微阴弦"。

根据本证的临床特点,其主要与现代医学所指的冠状动脉粥样硬化性心脏病(心绞痛、心肌梗死)等疾病引起的心前区疼痛,以及肺部疾病、胸膜炎、肋间神经痛等以胸痛为主症的疾病关系密切。

【腧穴】

心肺区　调心神三穴(内关透间使　郄门)　丘墟透照海　腕掌侧三穴　补三气穴(膻中　中脘　气海)　紫宫　玉堂

【配穴】

喘息憋气加肺俞、中府;恶寒发热加列缺、大椎、合谷或退热三穴(大椎　曲池　外关);咳嗽痰多加祛痰化浊四穴(中脘　足三里　丰隆　阴陵泉);短气乏力加足三里;胸壁疼痛加阿是穴。

【刺法发挥】

先刺背部心肺区,取第1胸椎至第10胸椎范围内的夹脊穴、膀胱经第1侧线及第2侧线腧穴。膀胱经第1侧线采取背俞穴透刺夹脊穴,与背部皮肤呈45°斜刺进针,施苍龟探穴法使针尖抵达椎体,或刺中第1~11胸神经后支,使针感向前胸部放散以实现分经得气;膀胱经第 2 侧线腧穴透刺第 1 侧线,即刺向与之同水平的背俞穴,局部出现酸胀感,施青龙摆尾法,使第 2 侧线腧穴进针穴及第 1 侧线被透穴双得气。心肺区为心肺的脏腑投影区,"诸血者皆属于心,诸气者皆属于肺",故其为治疗胸痹常用的背部选穴。上述腧穴可采用盘龙刺法以减轻腧穴耐受,达到理想针感后阳性出针以遗留针感。

然后针刺调心神三穴(操作见"癫狂"一节)、丘墟透照海(操作见"中风后足内翻与足下垂"一节)。刺毕行互动式针法,即术者于内关、郄门、丘墟穴施捻转手法,同时嘱患者行深而大的腹式呼吸,以助行气。

腕掌侧三穴(神门、大陵、太渊)直刺 0.3~0.5 寸,局部酸胀法。中脘、气海穴用 3 寸毫针深刺得气后出针,再取 1.5 寸针斜下 70° ~80° 刺入 1.2 寸;膻中向下平刺 0.5~0.8 寸。以上三穴间隔 10 分钟行针一次,30 分钟后出针,阳性出针以加强针感遗留。紫宫、玉堂穴沿肋间走行平刺 0.3~0.5 寸,局部得气。

十一、心悸

心悸,亦称为"心动悸""心下悸""惊悸"等,是因外感或内伤,致气血阴阳亏虚,心失所养,或痰饮瘀血阻滞,心脉不畅等,引起以心中急剧跳动、惊慌不安,甚则不能自主为主要临床表现的一种心脏常见病症。也可作为临床多种病症的症状表现之一,如胸痹心痛、失眠、健忘、眩晕、水肿、喘证等。

"左乳之下,其动应衣,宗气泄也",又"惊则心无所倚,神无所归,虑无所定,故气乱矣",认为心中悸动乃是宗气聚散失常、气机运行不畅、心脉不通所致。中医学将心悸分为惊悸、怔忡,认为"惊悸者,蓦然而跳跃惊动,而有欲厥之状,有时而作者是也;怔忡者,心中惕惕然动摇而不得安静,无时而作者是也",二者病情轻重不同,可相互转换。

现代医学各种原因引起的心律失常,以心悸为主要临床表现时,如心动过速、心动过缓、早搏、心房颤动或扑动、房室传导阻滞、病态窦房结综合征、预激综合征及心功能不全、神经官能症等,均可参考本篇辨证论治。

【腧穴】

心肺区(心俞) 调心神三穴(内关透间使 郄门) 丘墟透照海 神门 膻中 巨阙

【配穴】

胸闷气短加肺俞、丹田三穴(气海 石门 关元)或补三气穴(膻中 中脘 气海);头晕、失眠、健忘加外四神聪透百会、脑空透风池;眩晕、耳鸣加胆经四透(颔厌透悬颅、悬厘、曲鬓 曲鬓透率谷 率谷透天冲 天冲透浮白、头窍阴)、风池;善惊易扰加太冲、胆俞;心烦易怒加透四关(合谷透劳宫 太冲透涌泉)、滋阴三穴(太溪 三阴交 复溜);乏力汗出加汗症四穴(大椎 合谷 阴郄 复溜)、补三气穴(膻中 中脘 气海)、足三里。

【刺法发挥】

先刺背部心肺区,然后针刺调心神三穴及丘墟透照海,具体针刺方法见前文。神门穴属心经原穴,在腕掌侧远端横纹上,并靠近豌豆骨上缘桡侧凹陷中取穴,直刺进针 0.3~0.5 寸,稍做苍龟探穴法即可出现局部麻胀感,然后行青龙摆尾法使针感向小指、环指掌侧、拇指根部放射。配合调心神三穴、丘墟透照海,可奏调养心神之功。

巨阙为心之募穴,为心脉经气结聚深居之处,采取 1.5 寸针斜下 70°~80° 刺 1.2 寸;膻中向下平刺 0.5~0.8 寸。以上二穴间隔 10 分钟行针一次,30 分钟后出针,阳性出针以加强针感遗留。

十二、失眠

失眠,中医称为"不寐",又有"不得眠""目不瞑"或"不得卧"之谓。是以入睡困难、眠浅易醒、醒后难以入睡为主要临床表现的睡眠障碍性疾病;同时可伴有头痛、多梦、心烦、神疲等症状,严重者彻夜难眠,影响正常生活工作及身心健康。《黄帝内经》认为"寐寤"是人体营卫之气顺应自然界昼夜变化的结果,造成不寐的原因有三:咳喘、腹满等病症影响所致,"胃不和则卧不安";邪气客于脏腑,卫气不能入阴所致;脏腑所伤,阴阳不和,则夜寐不安,"人有卧而有所不安者……脏有所伤,及精有所之寄则安,故人不能悬其病也"。火、热、气、血之外邪壅塞,干扰卫气的正常运行;内伤情志使五脏气机失常、气血不和。因此,其病机关键则为阴阳失和,《灵枢·邪客》:"今厥气客于五脏六腑,则卫气独卫其外,行于阳,不得入于阴。行于阳则阳气盛,阳气盛则阳跷陷,不得入于阴,阴虚,故目不瞑。"《临证指南医案》言:"不寐之故,虽非一种,总是阳不交阴所致。"

现代医学认为失眠是一种原发性或继发性睡眠障碍,但其不同于睡眠障碍。睡眠障碍属于失眠症的一种,其原因比较明确,大多可以查找出来并能加以纠正;而失眠不等于"失眠症",在临床实践中,失眠是一种常见的多发病,指3周以上的睡眠障碍,且专指那种呈现睡眠不足的睡眠障碍,如入睡困难、早醒等,使患者严重感觉睡眠不足,自觉疲劳、头昏、精神不振。若任其发展,常常能够进一步加重而引起其他许多疾病,如焦虑症、抑郁症、心血管疾病、早搏、心律失常等。

【腧穴】

大椎　脑空透风池　调心神三穴(内关透间使　郄门)　外四神聪透百会　神门　踝上三寸二穴(悬钟　三阴交)　神庭　申脉　照海

【配穴】

肝郁气滞加透四关(合谷透劳宫　太冲透涌泉)、行间、期门、阳陵泉;肝郁化火加肝俞、行间、太冲、侠溪、期门、阳陵泉;阴虚火旺加滋阴三穴(太溪　复溜　三阴交)、阴郄;心脾两虚加心俞、足三里或脾胃区;心胆气虚加丘墟、心俞、胆俞。

【刺法发挥】

大椎穴乃三阳、督脉之会,位于"项上大节高起者",督脉"入络脑""上贯心",刺之能调神,奏"引阳入阴"之效。大椎穴,在低头位采用直刺法更容易使针身恰在上下两棘突之间,正常成年人进针 1.2~1.5 寸是安全的,但是不主张刺透硬脊膜。因穴下的浅层布有第 8 颈神经后支的内侧支,分布于颈半棘肌、头半棘肌、多裂肌和棘间肌。故行赤凤迎源法得气后,可予白虎摇头法促使针感沿脊柱向下传导至肩胛部,气至后疾出针,产生遗留针感。

脑空主"目瞑,头痛,风眩,目痛",刺之可缓解失眠造成的头眩等症。脑空透风池刺法见"头痛"一节。

调心神三穴单用多用治心胸神志病症,共用则功更著,操作见"癫狂"一节。郄门直刺 0.5~1 寸,局部有酸胀感即可。

踝上三寸二穴阴阳表里相对,可平调阴阳。《针灸甲乙经》:"悬钟,在足外踝上三寸动者脉中,足三阳络,按之阳明脉绝乃取之。""按之阳明脉绝"是指按压外踝上 3 寸(同身寸)处致足背动脉(冲阳穴处)不跳动或跳动力弱。因此,悬钟穴取"外踝上 3 寸(同身寸),腓骨前缘凹陷与胫前动脉之间",其针感可沿小腿前方传至足背。其余腧穴均直刺即可,针感以局部酸胀为度。其中治疗神志病症,外四神聪向百会平刺 0.8~1.2 寸。

十三、健忘

健忘又称"善忘""喜忘",是指记忆力差、遇事易忘,常见于内分泌功能障碍、营养不良、慢性中毒、头部内伤等脑系为主的疾病之中。多因心、肾、脑髓不足所致。《医林改错·脑髓说》:"所以小儿无记性者,脑髓未满;高年无记性者,脑髓渐空。"《类证治裁》卷四:"健忘者,陡然忘之,尽力思索不来也。夫人之神宅于心,心之精依于肾,而脑为元神之府,精髓之海,实记性所凭也。"脑髓空虚是健忘的基本病理变化,肾气肾精亏虚是其基本病机,"人之精与志,皆藏于肾,肾精不足则肾气衰,不能上通于心,故迷惑善忘也。"

现代医学认为健忘有器质性和功能性之别,前者病为大脑皮层记忆神经损伤,多因脑肿瘤、脑外伤、脑炎等脑部疾病,或内分泌功能障碍、营养不良、慢性中毒等全身性严重疾病,导致脑功能减退;后者病为大脑皮层记忆功能损伤。现代医学认为器质性健忘是认知功能障碍先兆,应早期识别、早期干预。

【腧穴】

外四神聪透百会　脑空透风池　调心神三穴(内关透间使　郄门)神门　三阴交　太冲

【配穴】

心悸、纳差加心俞、脾俞、胃病三穴(中脘　足三里　内关);头涨昏蒙加祛痰化浊四穴(中脘　足三里　丰隆　阴陵泉);腰酸乏力加肾区或肾俞、太溪;头晕耳鸣加胆经四透(颔厌透悬颅、悬厘、曲鬓　曲鬓透率谷　率谷透天冲　天冲透浮白、头窍阴)或耳周六穴(曲鬓透角孙　率谷透角孙　颅息　瘈脉　耳门)、风池、天容、翳风。

【刺法发挥】

治疗健忘病时,外四神聪沿头皮平刺进针 0.8~1.2 寸,针尖透向百会,局部酸胀法,以改善脑缺血、缺氧状态,缓解健忘的进展。配合脑空透风池可开阖阴阳,以助阳气汇聚,脑神得养。脑空透风池刺法参看癫狂节。调心神三穴针刺操作见前文。郄门直刺 0.5~1 寸,局部有酸胀感即可。

针刺神门时施苍龟探穴法以浅刺得气,可出现沿腧穴所在神经分布区走行至手指端的麻电感；如需要可根据患者情况，予青龙摆尾法以恰当驾驭针感。三阴交属足太阴经穴，为足三阴交会穴，针刺于此可达健脾、疏肝、补肾之效。针刺三阴交穴可激活小脑、额叶和颞叶等区域，并调控小脑与其他脑区的连接和反馈来协调中枢系统，从而提高记忆和高级认知能力。先苍龟探穴法沿着胫骨内侧缘偏后与皮肤呈 90° 角直刺进针 0.5~1.5 寸，捻转补法结合飞法以盘而捣之，催经得气后提针至皮下，改变针尖方向斜刺之，分经得气法行龙虎交战之法使局部酸胀感沿三阴经循行、扩散，患者可出现足心或足大趾热感。

太冲穴为足厥阴肝经原穴、输穴，针刺时先直刺太冲，得气后将针提至皮下，向外斜刺，使针尖达涌泉处，进针 1~1.2 寸，然后行捻转提插之补法或平补平泻法使透穴及被透穴双重得气。

十四、血管性痴呆

血管性痴呆是指血管病变引起的脑损害所致的痴呆，发病机制一般认为是脑血管病的病灶涉及额叶、颞叶及边缘系统，或病灶损害了足够容量的脑组织，导致记忆、注意、执行功能和语言等高级认知功能的严重受损。血管性痴呆大致可分为多梗死性痴呆、大面积脑梗死性痴呆、皮质下动脉硬化性脑病、丘脑性痴呆及分水岭区梗死性痴呆等多种临床类型。不同部位可出现各种相关的神经精神症状，临床表现为认知功能障碍及脑血管病继发的神经功能障碍。

记忆力衰退是血管性痴呆早期的核心症状，包括近记忆、远记忆及即刻识记障碍，据此中医学多将其归属于"痴呆"，认为其病位在脑，与五脏有密切的关系。血管性痴呆的证候主要表现在虚、瘀、风、火、痰、郁等方面，基本病机为本虚标实：肾虚髓减为本、痰阻血瘀为标。多因年老体弱、情志失调等因素导致肾精亏虚，气血运行不畅，血瘀于脑。

【腧穴】

外四神聪透百会　风池　完骨　悬钟　丰隆　太溪

【配穴】

神昏癫狂加十二井穴、水沟、涌泉、神门；髓海不足加三阴交、肾俞或肾区、关元；脾胃虚弱加运中气穴（①巨阙、中脘、下脘、梁门；②中脘、不容、太乙）、补三气穴(膻中　中脘　气海)或补元气穴(倒三角　大椎);痰蒙脑窍加太冲、祛痰化浊四穴(中脘　足三里　丰隆　阴陵泉);瘀血内阻加化瘀四穴(膈俞　血海　地机　合谷)。

【刺法发挥】

外四神聪透百会、风池、完骨是治疗血管性痴呆的头部常用穴。完骨穴属足少阳经穴,少阳主枢,可疏通头部经气,针刺时针尖指向舌根部,斜向下进针0.5~0.8寸,以刺中枕小神经为佳,欲加强针感可施以青龙摆尾法,使针感沿少阳经从耳后放射至颞部。外四神聪透百会、风池穴的具体刺法参看前节癫狂、痫证等病症。

肾者主骨生髓,髓海充则神气明。髓会悬钟,悬钟针刺时,在外踝上三寸处、胫骨前缘摸及胫前动脉,针尖朝动脉搏动处外侧进针,即可得沿足背向下传导的分经得气针感。太溪是足少阴原穴,取太溪穴时押手置于内踝后缘以指腹感触动脉搏动,于搏动最强烈点直刺进针0.2~0.3寸,以刺中胫神经为宜,针感可放射至整个足底。"痰势最盛,呆气最深",丰隆为足阳明络穴,"阳血聚之而隆起,化阴络,交太阴,有丰满之象",故刺丰隆可健脾化痰。针刺时取趾长伸肌外侧和腓骨短肌之间,直刺进针1~1.5寸,苍龟探穴法以刺中腓浅神经,出现沿胃经走行至足背的针感;如需分经得气以刺足太阳则继行赤凤迎源法刺中胫神经为佳,可出现沿小腿部膀胱经走行至足底的针感。

十五、感冒

感冒,轻者称为"伤风""冒风",重者称为"重伤风",是一种常见的外感肺系疾病,相当于现代医学的上呼吸道感染、流行性感冒等。本病多在季节交替时流行,一般病程短,很少传变他病。

中医认为"伤风属肺者多",其病位在肺卫。因感受触冒风邪,肺卫首先受邪,卫表不和,肺气失宣,发为感冒,"风从外入,令人振寒,汗出头痛,身重恶寒。"虽证有寒热之分,治疗总不外祛风解表、退热达邪。

【腧穴】

大椎　风池　风府　合谷　外关　列缺

【配穴】

鼻塞流涕加上星透神庭、印堂、迎香;头痛重者加头维、四神聪、脑空、胆经四透(颔厌透悬颅、悬厘、曲鬓 曲鬓透率谷 率谷透天冲 天冲透浮白、头窍阴)、太阳;咽喉肿痛加少商、商阳、鱼际;腹痛、呕吐、泄泻加胃病三穴(中脘 足三里 内关)。

【刺法发挥】

风邪易袭阳位,大椎穴纯阳主表,刺之可退邪热出表、散风邪于外。施赤凤迎源法直刺进针 1.2~1.5 寸,局部酸胀感,欲使针感放散至肩背部可行白虎摇头法驾驭针感,使经气沿督脉上行至头项或下行至肩胛。气至后采取阳性出针法,即出针时仍施上述手法以强刺激,加强遗留针感以增退热散风之效。

风池、风府为祛风之要穴,刺之可祛风解表。刺风府穴时针尖指向下颌部,缓慢捻转进针 0.5~1 寸,以针尖抵至椎体为度,使局部酸胀。刺风池穴时针尖向下刺 0.8~1.2 寸,以抵至颅骨为度,使局部酸胀,可根据临床症状轻重适当改变针尖方向,头项强痛甚者针尖指向对侧风池;鼻塞喷嚏重者针尖指向鼻尖;咽喉痒痛、咳甚者针尖指向咽喉部,并行白虎摇头法驾驭针感,使气至病所。

列缺为肺经络穴,合谷为阳明经原穴,原络相配共奏解表祛邪之效,治疗一切外感疾病。采用 1.5 寸毫针,针刺列缺时针尖逆肺经循行向上平刺进针0.3~0.5 寸,使针感沿肺经向上以实现分经得气,可行青龙摆尾法促气至心胸部为佳。合谷穴直刺进针 0.5~1 寸,局部酸胀感,再行苍龟探穴法以分经得气,使经气分别走至拇、示指处。外关通阳维脉,"阳维为病苦寒热",揣穴后施苍龟探穴法直刺进针 0.5~1 寸,配合提插捻转泻法,得气后行青龙摆尾法使经气分走上下达手背、上臂。

十六、咳嗽

咳嗽是肺系疾病主要病症之一,以咳声频作、咳吐痰液为主要临床表现。将有声无痰称为咳;有痰无声称为嗽,临床上常痰声并见,故以咳嗽并称。病因分为外感和内伤两大类,常因六淫邪气侵袭肺系,或脏腑功能失调内伤于肺,导致肺气失宣,上逆作声,咳吐痰液。其病机关键为肺失宣降、肺气上逆。

根据本证的临床特点,主要与现代医学中上呼吸感染、支气管炎、咽喉炎、肺炎等疾病引起的咳嗽、咳痰密切相关。

【腧穴】

尺泽 鱼际 膻中 天突 大椎 心肺区 五输穴之经穴(视具体辨经

情况而选）

【配穴】

发热加合谷、曲池；干咳无痰，舌红少苔加三阴交、照海；盗汗加滋阴三穴（三阴交 太溪 复溜）；痰湿阻肺加足三里、丰隆；胁痛加支沟、阳陵泉；咽喉干痒加列缺、照海；痰中带血加孔最；咳而气短加气海、关元；咳而遗尿加中极、三阴交；背俞穴及五输穴依辨证取所需穴。

【刺法发挥】

先刺大椎穴，因其为三阳经与督脉交会穴，刺之通达督脉而激发人体阳气。施赤凤迎源法进针得气，行白虎摇头法强刺激以驾驭针感，使气至病所。配合阳性出针法确保针感遗留，以发挥大椎穴疏风解表、宣肺理气的作用。若患者身热甚，可适当在大椎穴刺血拔罐。

再刺心肺区，以肺俞为例，施苍龟探穴法斜刺进针，使针尖抵达椎体，局部出现酸胀感，可轻微改变针尖方向以刺中胸神经分支为宜，使针感向前胸肺部放射以分经得气，行青龙摆尾法扩大经气感传范围。以上腧穴可采用盘龙刺，动留针后施阳性出针实现遗留针感。

天突穴为任脉、阴维交会穴，穴下为胸腔、肺组织，内应肺系、外通气窍，针刺时嘱患者调匀呼吸，先直刺进针 0.2~0.3 寸，浅刺避免刺中气管引起刺激性咳嗽，后调整针尖向下，紧靠胸骨柄后方缓慢进针 0.5~1 寸，边进针边小幅度捻转，使酸胀感沿任脉向咽喉部、胸部放射，得气即可施阳性出针法。临床常配合气会膻中穴，膻中向下平刺 0.5~0.8 寸。

尺泽为肺经合穴，"合主逆气而泻"，治疗肺气上逆之咳嗽效佳。施苍龟探穴法直刺进针 0.5~1 寸，要求刺中桡神经浅支，出现麻胀感并沿肺经循行放射，留针过程中行青龙摆尾法强刺激，使针感循经下传至拇、示指指尖。鱼际穴直刺 0.2~0.3 寸，局部酸胀感为宜。《难经》云"经主喘咳寒热"，又"五脏六腑皆令人咳"，故临床常通过辨证选取适当五输穴之经穴治疗咳嗽。

十七、喘证

喘证是以喘促短气、呼吸困难，甚则张口抬肩、鼻翼煽动、不能平卧为主要表现的一种肺系病症。喘证病因分为外感、内伤。风邪袭肺，或表寒闭肺，或郁而化热，肺热壅盛，炼液成痰，痰伏气道，阻遏气机，故肺失宣降，上气作喘；

情志不遂、饮食内伤、久病劳倦均可致气无所主、疏于摄纳而作喘。其中内伏之痰既是病理产物,又是病理因素。喘证病机关键在于肺气上逆或气失摄纳。发作期以邪实为主,当祛邪利气;缓解期多虚实夹杂、寒热互见,当补泻兼顾,以补肺健脾、益肾强心为主。

本病相当于现代医学中的支气管哮喘、喘息性支气管炎、慢性阻塞性肺疾病等呼吸系统疾病,或心源性哮喘、多器官功能衰竭肺衰竭、癔症等出现以呼吸困难为主要临床表现的疾患。现代医学认为支气管受复杂的自主神经支配,若交感神经因各种原因损伤,则会导致气道高反应性,引起哮喘发作。

【腧穴】

发作期:大杼 风门 心肺区 天突 膻中 孔最 定喘 丰隆

缓解期:补三气穴(膻中 中脘 气海)足三里 丰隆 肺俞 心俞 脾俞 肾俞

【配穴】

痰白而多加经渠、列缺;痰黄黏稠加大椎、曲池;舌红口干,五心烦热加太溪、三阴交;畏寒肢冷,神疲气怯加关元、命门;心悸气短加内关、郄门;潮热盗汗加阴郄、复溜。

【刺法发挥】

喘证选穴多在胸、腹、背部,腧穴归经以膀胱经、任脉、督脉、胃经、肺经为主。督脉、膀胱经激发阳气,宣发腠理,祛邪外出,亦可温化痰饮。任脉腧穴通行气血、调和阴阳;肺经腧穴宣肺利气、止咳平喘;胃经腧穴健脾化痰、调动气血抗邪于外。诚如《难经本义》言:"阴阳经络,气相交贯,脏腑腹背,气相通应。"

先刺背部心肺区,此范围腧穴皆治肺系相关病症,是治疗喘证发作期重要局部选穴。喘证缓解期减少相应背部针刺穴位,以补益肺脾肾三脏、调和气血为主,常选用肺俞、心俞、脾俞、肾俞等。针刺时常采用盘龙刺法以减轻单个穴位的耐受性,上述诸穴具体刺法参看"胸痹""咳嗽"等节。定喘为治喘特效穴,位于第 7 颈椎棘突下旁开 0.5 寸,其穴下分布上胸部交感神经,刺之提高神经传导兴奋性,可减轻气道阻力、缓解支气管痉挛症状。风门为治风要穴,善治因外风引动伏痰而发之喘证。上述二穴及大杼穴刺法同心肺区腧穴。

天突、膻中二穴是治疗肺系疾病在前胸部的常用局部选穴。天突穴浅刺不留针可缓解气道痉挛以止咳平喘。中脘、气海穴用 3 寸毫针深刺得气后出针,再取 1.5 寸针斜下 70°~80° 刺 1.2 寸。中脘、气海、膻中三穴补上焦之清气、中焦之宗气、下焦之元气,治疗喘证日久脏气虚弱之候。

孔最直刺进针 0.5~1 寸,局部酸胀感。足三里、丰隆具健脾化痰之效,可有效缓解痰阻气道而致咳嗽、咳痰症状。足三里取在胫骨前肌与趾长伸肌两条肌肉之间且横平胫骨粗隆处,直刺进针 1~1.5 寸,针尖方向指向小腿中心,施苍龟探穴法以刺中与胫前动脉分支并行之腓深神经为宜,局部麻胀感;丰隆穴直刺进针 1~1.5 寸,施苍龟探穴法刺中腓浅神经,二穴均可行青龙摆尾法使针感沿小腿前侧传至足背部。

十八、胃脘痛

胃脘痛以上、中、下三脘部位或两侧肋骨下缘连线以上至剑突下缘的梯形部位出现各种性状的疼痛为主症,多兼见胃脘部痞满、胀闷、嗳气、吐酸、纳呆、胁胀、腹胀,甚至可见吐血、黑便、卒腹痛等。临床上多因饮食不节、嗜食生冷或忧思恼怒等所致。气机不畅是基本病机,其证有虚有实,与胃、肝、脾等多脏腑密切相关。

胃痛多见于现代医学的急慢性胃炎、消化性溃疡、胃肠神经官能症、胃黏膜脱垂及部分肝、胆、胰等疾病,是各种原因导致胃黏膜受刺激、受损或胃平滑肌痉挛所出现的症状。上消化道钡餐造影或胃镜检查多有阳性表现。

【腧穴】

足阳明四穴(梁丘　足三里　上巨虚　下巨虚)　运中气穴(①巨阙、中脘、下脘、梁门;②中脘、不容、太乙)　内关　第 11 胸椎至第 1 腰椎背俞穴透夹脊

【配穴】

寒邪客胃者加上脘、公孙;痰饮内阻者加丰隆、膻中;肝气犯胃者加期门、太冲;热邪内蕴者加商阳、内庭;饮食停滞者加天枢;脾胃虚寒者加神阙。

【刺法发挥】

首先采用毫针于第 11 胸椎至第 1 腰椎背俞穴行苍龟探穴法,以针尖朝向相应椎体横突为宜,透向对应的夹脊穴,不得行大幅度提插捻转法,轻微摆动针体施以青龙摆尾法,气至即起。

然后针刺下肢部足阳明四穴,足阳明经"下膝膑中,下循胫外廉,下足跗,入中指内间;其支者,下膝三寸而别,下入中指外间",阳明四穴的循行分布正

当胫骨前肌与趾长伸肌之间,与腓深神经和腓浅神经重合。对于胃脘痛,针刺过程中需调整针刺深度和方向,一般直刺 1~1.5 寸,针尖指向小腿中心,并施以青龙摆尾法,产生沿足阳明经下肢循行的针感以降胃气。以足三里为例,针刺操作时先在该穴施以苍龟探穴法,针尖指向小腿中心由浅入深,并向该穴周围处搜寻经气,待直刺合适深度得气后,再施以青龙摆尾法摇动针体,使针感沿小腿前侧向下传导至远端足背。此外,关于足三里穴的定位,现多认为其位于"犊鼻下 3 寸",而根据《针灸大成》:"膝下三寸,胻骨外廉大筋内宛宛中,两筋肉分间,举足取之,极重按之,则跗上动脉止矣。"可看出足三里的纵坐标是以两条肌肉之间的间隙为标准,因此,我们以胫骨粗隆为横坐标、两条肌肉间隙(即胫骨前肌与趾长伸肌,其体表能够明显触及)为纵坐标定位足三里。

令患者稍事休息后针刺内关穴。临床发现部分慢性胃脘痛患者常伴焦虑等情志问题,或在精神压力大、情绪异常时发作或加重,且针刺内关穴易得气,故对于此类型胃脘痛,应控制得气的手法操作,要求在催气的过程中手法宜轻,并根据患者耐受程度及时调整,一般直刺 0.5~1 寸,不宜施以重刺激,避免产生强烈的放电感引起不适,出现局部适度的酸胀感即可。采用苍龟探穴法调整至合适的针刺深度及方向后,施以互动式呼吸法,即医者小频率捻转行针的同时,嘱患者放松深呼吸,使其"守神"以调动机体的自我调节能力。

最后针刺胃脘部运中气穴,凡是在胃的投影区的腧穴皆能用治本症。主穴为中脘,一般用常规毫针 70°~80° 角向下斜刺,静留针半小时即可。胃以通降为顺,针尖微向下斜刺有助于其通降功能。此外,脾胃虚寒者可用温针灸,在留针过程中,将艾绒搓团捻裹于针柄上点燃,通过针体将热力传入穴位,每次燃烧枣核大艾炷 1~3 壮。

附:恶心呕吐

恶心是一种上腹胃脘部不适和紧迫欲吐的感觉,常为呕吐的前驱表现;呕吐是胃内容物从食管、口腔排出体外的症状,临床中恶心与呕吐常先后或同时出现,故合称为恶心呕吐。其病因多与外邪侵袭、饮食内伤、情志失调、素体脾胃虚弱等相关,导致脾胃气机升降失常,胃气痞塞,上逆作呕。病机关键在于胃失和降、胃气上逆。

恶心呕吐多见于现代医学中急慢性胃炎、幽门梗阻、贲门痉挛及神经性呕吐等疾病,也可出现在急性胰腺炎、尿毒症、脑出血等急重病患的早期,当早期鉴别、早期诊治。

【腧穴】

足阳明四穴(梁丘　足三里　上巨虚　下巨虚)　运中气穴(①巨阙、中脘、下脘、梁门;②中脘、不容、太乙)　内关　第11胸椎至第1腰椎背俞穴透夹脊

【配穴】

寒邪客胃者加上脘、公孙;痰饮内阻者加丰隆、膻中;肝气犯胃者加期门、太冲;热邪内蕴者加商阳、内庭;饮食停滞者加天枢;脾胃虚寒者加神阙。

【刺法发挥】

先取第11胸椎至第1腰椎背俞穴,针刺时针尖斜向内侧,透过与之平行的夹脊穴,使针尖达到椎体,可行青龙摆尾法使针感沿脊柱传导。背俞穴与夹脊穴的分布规律与脊神经、交感神经的阶段性分布特点大致吻合,故可通过神经刺激以调节内脏功能,改善恶心呕吐等不适症状。

足阳明四穴善治一切脾胃系疾患。首先针刺梁丘穴,于股直肌与股外侧肌之间直刺进针 1~1.5 寸,局部出现酸胀感。再依次针刺足三里、上巨虚、下巨虚,针尖指向小腿中心,进针 1~2 寸,施苍龟探穴法得气后,针尖略向下倾斜,以刺中腓深神经肌支为宜,行青龙摆尾法,使麻胀感沿足阳明经向足背循行以降胃气而止呕。治疗恶心呕吐常配合内关穴直刺0.5~1寸,意在心胃同治,而达安神止呕之效,内关穴具体刺法参看前节胃脘痛病。

运中气穴乃胃脘在体表投影区,为治疗本病的常用局部选穴。采用 3 寸毫针,针尖均微向下斜刺(与皮肤呈 70°~80°)以助气机通降,得气后取 1.5 寸针斜下 70°~80° 斜刺进针 1~1.2 寸,局部酸胀感,治疗时两组穴交替使用,既调节脾胃升降功能又可减轻穴位的耐受性。

十九、呃逆

呃逆,是一种以喉间呃呃连声、声短频促、不能自制为主要表现的脾胃疾病。本证病位主要在中焦,中医学认为是由胃气上逆动膈而成,可因饮食不节、胃失和降,或情志不和、肝气犯胃,或正气亏虚、耗伤中气等引起。亦可见于危重病症,此乃元气衰败、胃气将绝之征象,预后不良。现代医学认为呃逆是由外界物质、生化、物理刺激及胃、食管功能或器质性改变,导致膈肌、膈神经、迷

走神经或中枢神经等受到刺激后,引起一侧或双侧膈肌的阵发性痉挛,伴有吸气期声门突然关闭,发出短促响亮的特别声音。

健康人的一过性呃逆多与饮食有关,特别是饮食过快、过饱,摄入很热或冷的食物饮料及饮酒等,外界温度变化和过度吸烟亦可引起。呃逆频繁或持续 24 小时以上,称为难治性呃逆;持续 48 小时以上者,临床诊断为顽固性呃逆,按病因分为反射性、中枢性、代谢障碍性和精神性。

【腧穴】

翳风　天突　膈俞　胃病三穴(中脘　足三里　内关)

【配穴】

胃中寒冷者加中府、关元;胃火上逆者加内庭、丰隆;气机郁滞者加太冲、膻中;脾胃阳虚者加脾俞、气海;胃阴不足者加胃俞、三阴交。

【刺法发挥】

翳风穴治疗呃逆时需刺中其下分布的膈神经和迷走神经,当乳突与下颌角连线的中点处进针,行苍龟探穴法直刺 0.8~1.2 寸或稍向下斜刺 1.5~2 寸,以出现沿膈神经或迷走神经走行至膈肌的针感为宜,因迷走神经尚支配心脏的感觉、运动及腺体的分泌,故刺此穴时宜采用弱刺激的驾驭针感法。天突是阴维脉和任脉的交会穴,有调节气机、平冲降逆之功,位于咽喉局部,刺之可直达病所,以利咽下气。针刺时医者先以拇、示、中指使针身弯曲呈 45°,然后将针尖向下,紧靠胸骨柄后方刺入 1~1.5 寸,做小幅度的捻转使局部酸胀后即可出针。膈俞针刺时应向督脉呈 45° 斜刺 1~1.5 寸,以针尖抵至椎体,局部酸胀感为宜。上述三穴针刺取效的关键在于针刺得气后对针感的驾驭,天突、膈俞可适当应用加强遗留针感法。

胃气上逆引动膈气上逆是本病最主要的病因,胃病三穴可和胃降逆止呃,但本组穴治疗呃逆时要特别注意腧穴的针刺顺序及对针感的掌握。本着先远后近的原则针刺,即先针足三里施赤凤迎源法以降胃气,使针感到达足背面;再刺内关穴,针刺时当紧贴桡侧腕屈肌腱进针,内关穴施苍龟探穴法进针 0.2~0.3 寸即可出现沿正中神经走行至手指的针感,然后提针至皮下,直刺 0.3~0.5 寸,产生局部酸胀感;二穴得气后需配合互动式针法以驾驭针感,即行针的同时嘱患者配合吸腹上呼的动作,如此 3~5 次为度。最后中脘穴用 3 寸毫针深刺得气后出针,再取 1.5 寸针斜下 70° ~80° 刺 1.2 寸。以上三穴间隔

10分钟行针一次,30分钟后出针,出针时仍做上述手法以加强针感遗留。

二十、腹痛

腹痛,是以胃脘以下、耻骨毛际以上部位发生疼痛为主要表现的一种疾病。

腹痛的部位常提示病变的所在,是鉴别诊断的重要因素。其中痛于脐以上的中央及两旁统称脘腹痛,多数与肝胆脾胃有关;痛于脐以下的中央部位称小腹痛,多数与膀胱及胞宫有关;痛于脐以下两侧的称少腹痛,多数与肾及胞宫有关;痛于脐周围部位称脐腹痛,多数与大小肠有关。

此外,腹痛的病因极为复杂,儿童腹痛常见的病因是蛔虫症、肠系膜淋巴结炎与肠套叠等;青壮年则多见溃疡病、肠胃炎、胰腺炎;中老年则多见胆囊炎、胆结石,此外还需注意胃肠道、肝癌与心肌梗死的可能性。肾绞痛较多见于男性;而卵巢囊肿扭转、黄体囊肿破裂则是妇女急腹症的常见病因,如系育龄期妇女则异位妊娠应予考虑。因此腹痛的正确诊断极为重要,必须结合患者的病史(疼痛的起病时间、诱因、加重/缓解因素、伴随症状等)、临床表现、相关辅助检查做出诊断。

【腧穴】

足阳明四穴(梁丘　足三里　上巨虚　下巨虚)　胃病三穴(中脘　足三里　内关)　公孙

【配穴】

湿热壅滞加阴陵泉、三阴交、内庭、地机。

【刺法发挥】

腹内有肝、胆、脾、肾、大肠、小肠、膀胱等诸多脏腑,并足三阴、足少阳、手阳明、足阳明、冲、任、带等诸多经脉循行之处,因此,腹痛的治疗当以调理胃肠气机、疏通经脉气血为主,取足阳明四穴、胃病三穴、公孙等。

足阳明四穴为胃经腧穴,足阳明经属胃络脾,梁丘为胃经郄穴,足三里、上巨虚、下巨虚分别为胃、大肠、小肠的下合穴,"合治内腑"。梁丘直刺1~2寸,局部酸胀法。足三里、上巨虚、下巨虚穴均可直刺1~2寸,三穴可刺激到腓深神经的肌支,出现沿足阳明经向脚背放射的针感,针刺时三穴均可赤凤迎源法实现上述得气。然后针刺内关,内关当掌长肌腱与桡侧腕屈肌腱之间,进针点紧贴桡侧腕屈肌腱,直刺 0.2~0.3 寸,稍做苍龟探穴法即可出现放射至大拇指与示指的麻电感。足三里、内关可施以捻转手法做互动式针法,即行针过程中嘱患者配合做吸腹上呼的动作。行针完毕针刺中脘穴,先深刺 2~2.5 寸,以穿透腹壁达胃前壁,得气后即出针,然后再向下 70° ~80° 斜刺 1.2 寸。间隔 10 分钟行针一次以驾驭针感,内关施青龙摆尾法,余穴施白虎摇头法,30 分钟后出针,出针时仍做进针得气时的手法以实现针感遗留。

公孙是足太阴之络穴,八脉交会穴之一,通冲脉。针刺时施以苍龟探穴法以得局部酸胀感为佳,腹痛明显时可在留针过程中行青龙摆尾法驾驭针感,要求加强针感刺激,达到"移痛止痛"的目的。

（一）肠痈

肠痈可包括今之急慢性阑尾炎、阑尾周围脓肿等,是外科急腹症常见的一种疾病。本病的发生与阑尾解剖特点、阑尾腔梗阻和细菌感染有关。以转移性右下腹疼痛、右下腹局限而固定的压痛、反跳痛为特征。陈士铎言"腹痛足不能伸者,俱肠痈也",表明其特殊体征是发病时右腿不能伸直,故有"缩脚肠痈"之称。本病多由进食厚味、恣食生冷和暴饮暴食等因,以致脾胃受损,胃肠传化功能不利,气机壅塞而成;或因饱食后急暴奔走,或跌仆损伤,导致肠腑血络损伤,瘀血凝滞,肠腑化热,瘀热互结,导致血败肉腐而成痈脓。

临床上急性阑尾炎较为常见,根据症状表现可再细分为急性单纯性阑尾炎、急性化脓性阑尾炎、坏疽及穿孔性阑尾炎和阑尾周围脓肿等几种类型。中医对急性单纯性阑尾炎,症见初起小腹疼痛,阵发性或持续性胀痛和钝痛、脉芤数者,多选择保守治疗。对于随着病情发展,或传统保守治疗难以取效,而脓将成并有形成溃脓之势者,则应手术治疗。

【腧穴】

足阳明四穴(梁丘　足三里　上巨虚　下巨虚) 天枢　大横　二间　阑尾点　阿是穴

【配穴】

发热加大椎、曲池、合谷或退热三穴(大椎　曲池　外关);呕吐加上脘、胃病三穴(中脘　足三里　内关);便秘加腹结、通便三穴(五枢　维道　大横);腹胀加大肠俞、胃病三穴(中脘　足三里　内关)、脾胃区(脾俞、胃俞)、梁丘。

【刺法发挥】

阑尾点为治疗阑尾炎的经外奇穴,在髌韧带外侧凹陷下5寸,胫骨前嵴外一横指,肠痈时在足三里下按寻可见阳性反应点,针刺1.5~2寸,行针以捻转手法得到酸胀感为佳,或可调整针尖朝向小腿后侧,施以赤凤迎源法,令针感向足背方向放射。足阳明四穴针刺方法参照上文。二间采用透刺法,紧贴指骨的掌侧面进针,针尖朝向三间方向,以青龙摆尾法令针感向三间方向传导。

"枢,枢机也。居阴阳升降之中,是为天枢。"天枢功能理气止痛、活血散瘀、清利湿热。大横为足太阴、阴维之会,具温中散寒、调理肠胃之功,配天枢、足三里等治腹痛。天枢、大横二穴均采先用3寸毫针深刺,行赤凤迎源法以局部酸胀感得气,欲加强刺激可施小幅度的白虎摇头法以使针感放散至整个腹部,然后出针,再取1.5寸针斜下70°~80°刺1.2寸以施加强针感遗留法。在腹部寻找压痛点作为阿是穴,采用围刺法,上下左右围刺4针,以缓解局部疼痛。

本病在针刺留针时宜采用动留针,配合出针时用阳性出针法,以加强针感遗留,增加针刺的刺激强度。

(二)单纯性肠梗阻

临床上常根据肠梗阻后肠壁血运情况把肠梗阻分为单纯性肠梗阻和绞窄性肠梗阻:有肠内容物通过受阻同时发生肠壁血运障碍,甚至肠管缺血坏死者,称为绞窄性肠梗阻,诊断为此型时应及时转往外科治疗;若只是肠内容物通过受阻,无肠管血运障碍的,称为单纯性肠梗阻。

单纯性肠梗阻属于中医的"肠结""腹痛""关格"等范畴,发生部位多在乙状结肠与直肠区域,以腹痛、腹胀、呕吐,停止排气、排便为主要表现,兼见腹部压痛、恶心、小便少黄、纳呆、胸闷气促、发热等症。是由肠管本身病变、肠腔内堵塞及肠外压迫等机械性因素造成邪实内结,痹阻肠道,导致肠腑气机闭塞不通。

对一般单纯性机械性肠梗阻,尤其是早期不完全性肠梗阻,可予非手术治疗;早期肠套叠、肠扭转引起的肠梗阻亦可在严密的观察下先行非手术治疗。

【腧穴】

脾胃区 足阳明四穴(梁丘 足三里 上巨虚 下巨虚) 中脘 天枢 大横 神阙 气海 阿是穴

【配穴】

上腹痛加上脘、上腹部四穴;小腹痛加丹田三穴(气海 石门 关元);恶心呕吐加上脘、胃病三穴(中脘 足三里 内关)。

【刺法发挥】

本病以肠腑气机闭塞不通、滞塞上逆为基本病机,针刺时遵循由远及近的原则先刺背部脾胃区,再刺四肢部位腧穴,最后刺腹部腧穴。本病在针刺留针时宜采用动留针,配合出针时用阳性出针法,以加强针感遗留,增加针刺的刺激强度。

脾胃区位于第 11 胸椎至第 1 腰椎,包括夹脊穴,督脉腧穴,膀胱经第一、二侧线腧穴,针刺时采用背俞穴透夹脊法,以 45° 角斜刺,令针尖抵至椎体;膀胱经第二侧线透第一侧线,督脉穴位采用直刺法,行针以青龙摆尾法使局部产生酸胀感,或行分经得气法产生沿肋间神经向胸前传导的针感。足阳明四穴针刺方法见前文。中脘、天枢、大横、阿是穴等先用 3 寸毫针深刺,可直接刺激肠壁,促进肠管蠕动,加强对肠道的刺激作用;行赤凤迎源法以局部酸胀感得气,欲加强刺激可施小幅度的白虎摇头法以使针感放散至整个腹部,然后出针,再取 1.5 寸针斜下 70° ~80° 刺 1.2 寸以施加强针感遗留法。气海用 1.5 寸针斜下 70° ~80° 刺 1.2 寸。神阙可用灸法。

(三) 慢性胰腺炎

慢性胰腺炎是各种病因引起胰腺局部、节段性或弥漫性慢性进展性炎症,导致胰腺组织和 / 或胰腺功能不可逆的损害。

在我国,饮酒为本病的主要致病因素之一,而胆道疾病的长期存在是其主要危险因素。因腹痛是慢性胰腺炎最突出的症状,90% 以上的患者有程度不等的腹痛,故中医学多将其归属于"腹痛"范畴。临床表现为无症状期与症状轻重不等的发作期的交替出现,疼痛性质可为隐痛、钝痛、钻痛甚至剧痛,多位于中上腹部,可放射至两肋部、后背部,患者取坐位、膝屈曲位时疼痛可有所缓解,躺下或进食时疼痛加剧,查体可见上腹部或腰肋部压痛或叩击痛;也可无明显症状而发展为胰腺功能不全的表现。典型病例可出现五联征:腹痛、胰腺钙化、胰腺假性囊肿、脂肪泻及糖尿病。

【腧穴】

脾胃区(胃脘下俞 胃俞 脾俞) 足三里 运中气穴(①巨阙、中脘、下

脘、梁门;②中脘、不容、太乙)

【配穴】

中焦气滞加内关、期门、章门、透四关(合谷透劳宫　太冲透涌泉)、行间、阳陵泉;湿热蕴结加阴陵泉、三阴交、内庭、地机。

【刺法发挥】

先刺背部脾胃区的胃脘下俞、胃俞、脾俞,胃脘下俞横平第8胸椎棘突下,旁开1.5寸,其前对应胰腺的投影区,其下浅层主要布有第8胸神经后支的皮支和伴行的动、静脉,深层有第8胸神经后支的肌支。脾俞布有第11、12胸神经后支的皮支,深层为第11、12胸神经后支的肌支。胃俞布有肋下动、静脉后支;布有第12胸神经和第1腰神经后支的皮支,深层为第12胸神经和第1腰神经后支外侧支。上述三穴采取背俞穴透刺夹脊穴法,与背部皮肤呈45°斜刺进针,施苍龟探穴法使针尖抵达椎体,或刺中第8、11、12胸神经后支施青龙摆尾法使针感向上中腹部放散以实现分经得气,达到理想针感后阳性出针以加强针感遗留。足三里施以苍龟探穴法,针尖先指向小腿中心,由浅入深的过程中,调整针尖向该穴周围搜寻经气,得气后施以青龙摆尾法摆动针体,使针感沿小腿前侧向下传导至远端足背。

最后针刺胃脘部运中气穴,其主穴为中脘,用3寸毫针深刺得气后出针,再取1.5寸针斜下70°~80°刺1.2寸,以局部酸胀感为宜;可间隔10分钟以白虎摇头法行针一次,30分钟后阳性出针以加强针感遗留。

二十一、泄泻

泄泻,是一种表现为大便次数增多、粪便稀薄的疾病。大便质薄而势缓者为泄,大便如水而势急者为泻,二者虽有别,但究其病因病机则多为外感六淫、饮食不节、劳倦过度、情志失调以致中焦脾胃运化失常,或元气不足、脾肾虚衰,脾胃枢机不利,清浊不分则下为泄泻。

急慢性肠炎、胃肠功能紊乱、过敏性肠炎、溃疡性结肠炎、肠结核等疾病多以腹泻为主要症状,并常伴有排便急迫感、肛门不适、失禁等,故归属于本病范畴。

【腧穴】

足阳明四穴(梁丘　足三里　上巨虚　下巨虚)　丹田三穴(气海　石

门　关元）　天枢　神阙　大横

【配穴】

湿热伤中：阴陵泉、三阴交、内庭、地机。

【刺法发挥】

针刺治疗本病可恢复脾胃气机升降、小肠泌别清浊的功能。治疗遵循由远及近原则，即先刺四肢部腧穴，后刺腹部局部腧穴。

足阳明四穴中足三里、上巨虚、下巨虚分别是胃、大肠、小肠下合穴，"合治内腑"，此三穴具有恢复调理肠胃升清降浊的作用，梁丘为胃经郄穴，对于泄泻伴有疼痛者有很好的疗效。具体针刺方法可参腹痛节中所述。

丹田三穴位居下腹部，有培补元气、总调下焦气机之功。此组穴位于腹白线上，深部为小肠，"腧穴所在，主治所在"，故对于小肠疾病的调整效果较好。天枢功能理气止痛、活血散瘀、清利湿热；大横为足太阴、阴维之会，正当腹部大肠投影区，具温中散寒、调理肠胃之功。上述腧穴均先用 3 寸毫针深刺，行赤凤迎源法以局部酸胀感得气，欲加强刺激可施小幅度的白虎摇头法以使针感放散至整个腹部，然后出针，再取 1.5 寸针斜下 70°~80°刺 1.2 寸，留针过程中可行针施加强遗留针感法。神阙可用灸法。

二十二、便秘

便秘是多种疾病的一个症状，也可以作为一个独立疾病的诊断，如慢性便秘。便秘常见症状是排便次数明显减少，每周排便次数少于 3 次，粪质干硬，常伴有排便费力、排便不尽感、排便费时或需手法辅助等排便困难现象。本病的发生与各种病因所致大肠传导功能失常密切相关，可分为功能性便秘与继发性便秘：功能性便秘是指非全身性疾病或肠道疾病所引起的原发性、持续性便秘；继发性便秘是指因某种疾病如结肠中有炎症、息肉、肿瘤等所引起的便秘。针刺对于功能性便秘具有较好的效果。

功能性便秘是指缺乏器质性病因，没有结构异常或代谢障碍，又除外肠易激综合征的慢性便秘，主要是由于肠功能紊乱所引起，与进食量、老年性胃肠道功能下降如肠管分泌消化液减少、肠管张力蠕动减弱及参与排便肌肉张力低下有关。现多依据结肠或肛门直肠动力障碍特点，进一步将其分为慢传输型便秘、功能性出口梗阻型便秘和混合型便秘。针刺可调节肠道动力学，改善肠功能紊乱。

肠易激综合征、肠炎恢复期、直肠及肛门疾病中出现的便秘，以及肌力减退所致的排便困难等可参照本节治疗。

【腧穴】

大肠俞　足三里　上巨虚　下巨虚　丰隆　通便三穴（五枢　维道　大横）　腹结　天枢　支沟

【配穴】

热秘加合谷、内庭；气秘加中脘、太冲；阳虚秘加神阙、关元；气虚秘加脾俞、气海；血虚秘加三阴交、照海。

【刺法发挥】

本病的发生部位在于大肠，治疗上当调理中焦气机、运脾通便以促进大肠通降。大肠俞为大肠之背俞穴，布有第三腰神经的后支，髂后上棘稍内侧凹陷中进针，赤凤迎源法以出现向腹部放散的针感为佳，得气后施白虎摇头法加强遗留针感后阳性出针。腹部病症多胃肠同治，故取胃及大小肠之合穴及胃之络穴丰隆以通降腑气。足三里、上巨虚、下巨虚均施以苍龟探穴法，丰隆施以赤凤迎源法，针尖先指向小腿中心，由浅入深的过程中，调整针尖向该穴周围搜寻经气，得气后足三里、上巨虚、下巨虚三穴施以青龙摆尾法摆动针体，丰隆穴则施白虎摇头法摇动针体，使针感沿小腿前侧向下传导至远端足背。

左侧五枢、维道、大横穴位处降结肠分野处，"腧穴所在，主治所在"，针刺三穴可升清降浊以助便排出，畅通肠腹之气。天枢、大肠俞二者俞募相配，能通调胃肠腑气。针刺时先3寸长针深刺左侧五枢、维道，以赤凤迎源法针刺至肠壁，患者觉局部酸胀感后即可出针。双侧大横、天枢、腹结可用3寸毫针赤凤迎源法深刺，得局部酸胀的针感后出针，再取1.5寸针斜下70°~80°刺1.2寸留针，留针过程中每隔10分钟以白虎摇头法行针以加强针感遗留，30分钟后以阳性出针法驾驭针感。

支沟穴有宣畅三焦气机之功，是治疗便秘的效穴。针刺时直刺进针，进针后调整针尖稍偏向尺侧，以苍龟探穴探寻沿经传至前臂、手背的针感。

二十三、胁痛

胁痛是以一侧或两侧胁肋部疼痛为主要表现的病症，又称胁肋痛、季肋痛或胁下痛,是临床上常见的一种自觉症状。本病的发病主要由于肝胆疏泄失常,或由邪实阻滞,不通则痛,或为脉络失养,不荣则痛。

可引起胁痛的常见疾病有胆道系统感染(如急慢性胆囊炎、胆管炎等)、胆石症、胆囊息肉、胆道蛔虫病、胆管良恶性狭窄等。上述疾病以胁痛为主要表现者,可在积极治疗原发病的同时,参照本节予以针刺治疗。

【腧穴】

章门　支沟　阳陵泉　期门　足三里

【配穴】

肝郁气滞者加内关、太冲;瘀血阻络者加膈俞、血海;肝胆湿热者加丰隆、侠溪;肝络失养者加肝俞、三阴交。

【刺法发挥】

本病治疗以调理脏腑、理气止痛为原则。先刺期门,期门为肝经募穴,针刺可疏肝理气,调理脏腑。该穴下浅层有第6、7肋间神经,肋间动、静脉;深部右侧当肝脏,左侧当脾脏。针刺时向外斜刺0.5~1寸,以局部酸胀感为宜,或在浅部刺到肋间神经后行青龙摆尾法使针感向胁肋部放散,达到理想针感后阳性出针以加强针感遗留。再刺章门,取穴时可令患者合腋屈肘,在肘尖止处取穴,当侧腹部,第11肋游离端的下际。其下浅层有第10、11肋间神经,第10肋间动脉末支;深部右侧当肝脏下缘,左侧当脾脏下缘。针刺时应向下斜刺0.8~1寸,针刺方法同期门穴。以上2穴针刺时不宜过深,以免伤及内脏。二穴相伍降气疏肝、理气止痛。

阳陵泉又名筋会,为足少阳胆经脉气所入,有疏泄肝胆、缓急止痛的作用。阳陵泉当在腓骨头前缘垂直切线和下缘水平切线的交点处取穴,针刺向下斜刺1~1.5寸,得气后行青龙摆尾法加强局部酸胀感。支沟穴有宣畅三焦气机之功,针刺时直刺进针后调整针尖稍偏向尺侧,以苍龟探穴法探寻沿经传至前臂、手背的针感。最后刺足三里引气下行、和降胃气,消痞满以减胁痛,施以苍龟探穴法,针尖先指向小腿中心,由浅入深的过程中,调整针尖向该穴周围搜寻经气,得气后施以青龙摆尾法摆动针体,使针感沿小腿前侧向下传导至远端足背。

附:胆石症

胆石症是指胆道系统的任何部位发生结石的疾病,本病的核心病机是肝郁,是本病发生的基础和关键。肝胆疏泄失常,日久化热,湿热熏蒸胆道而形成胆石。按发病症状可分为急性发作期和稳定期,急性发作期以实热证为主,稳定期以湿热证及气滞证为主。

现代医学认为本病多由胆汁成分异常及胆道运动功能失调共同作用所致,易受各种因素的影响而反复发作。针刺治疗本病虽有很好的疗效,但初诊时若遇到任何疑似胆石症患者都应及时进行肝功能检查和超声检查以明确诊断。

【腧穴】

肝胆区　日月(右侧)　期门(右侧)　章门　支沟　阳陵泉　足三里　太冲　丘墟　阿是穴　胆囊穴

【配穴】

胆心综合征加厥阴俞、神门、调心神三穴(内关透间使　郄门);恶寒发热加退热三穴(大椎　曲池　外关);黄疸加至阳、阴陵泉、三阴交。

【刺法发挥】

先刺背部肝胆区,肝胆区位于第7胸椎至第2腰椎之间,正当肝脏和胆囊的位置和体表投影区。肝胆区包括夹脊穴,督脉腧穴,膀胱经第一、二侧线腧穴,针刺时采用背俞穴透夹脊法,以45°角斜刺,令针尖抵至椎体;膀胱经第二侧线透第一侧线;督脉穴位采用直刺法,行针以青龙摆尾法使局部产生酸胀感,或行分经得气法产生沿肋间神经向胸前传导的针感。得气后施阳性出针法以遗留针感。

日月为胆之募穴,募穴多治腑病,针刺日月可通肝胆经气,利胆而止痛。其下布有第7肋间动、静脉及第7肋间神经。针刺时本穴向外斜刺或平刺0.5~0.8寸,本穴针感以局部酸胀感为宜,或在浅部刺到肋间神经后行青龙摆尾法使针感向胁肋部放散,达到理想针感后阳性出针以加强针感遗留。本穴位置下有重要脏器,不可刺透腹壁。原穴是脏腑元气经过与留止的部位,故针刺太冲(肝经原穴)、丘墟(胆经原穴)能使元气通达,以调整肝胆气机功能;另外,太冲也有补肝体、养肝血的作用,此二穴针刺时均以局部酸胀感为宜。得气后以白虎摇头法加强刺激,并以阳性出针法出针,加强针感遗留。

胆囊穴为治疗胆腑各种疾病的经验穴,位于小腿外侧,腓骨小头直下2

寸,其下有腓骨长肌,布有腓肠肌外侧皮神经、腓浅神经,针刺时可刺入 1~2寸,进针后以苍龟探穴法探寻经气,得到局部酸胀感,再调整针尖向小腿后部,用青龙摆尾法使经气下传,得到沿腓骨传到足踝部的针感。在腹部寻找压痛点作为阿是穴,采用围刺法,上下左右围刺 4 针,以缓解局部疼痛。

二十四、消渴病

消渴病,又称"消中""消瘅",是以多饮、多食、多尿、形体消瘦,或尿浊、尿有甜味为主要临床表现的病症。消渴可分为上、中、下三消,其中上消多表现为烦渴多饮,口干舌燥,小便量多且甜,舌尖红,苔薄黄,脉洪数;中消多表现为多食善饥,嘈杂,烦热,汗多,形体消瘦,或大便干结,小便量多,尿浑黄且甜,苔黄而燥,脉滑数;下消多表现为小便频数量多,尿浊如脂膏且甜,渴而多饮,头晕,视物模糊,颧红,虚烦,多梦,遗精,腰膝酸软,皮肤干燥,全身瘙痒,舌红少苔,脉细数。上消属肺燥,中消属胃热,下消属肾虚,上、中、下三消互相关联,可同时存在。本病主因禀赋不足、饮食失节等原因导致肺、胃、肾脏功能异常,阴虚燥热,病久则可出现气阴、阴阳两虚或兼血瘀表现。

现代医学的糖尿病属本病范畴。临床处理时当以监测并控制血糖为要,避免并发症的发生,同时配以针刺治疗。

【腧穴】

心肺区　脾胃区(胃脘下俞)　肾区　足三里　三阴交　太溪　意舍　承浆

【配穴】

上消加太渊、少府;中消加中脘、内庭;下消加太冲、照海;阴阳两虚加阴谷、气海、命门。

【刺法发挥】

本病的发病责之于肺、脾、肾,故治疗时应针对此三脏进行调整。治疗时先刺背部腧穴,心肺区于第 1 胸椎至第 10 胸椎间取穴,包括此范围内的夹脊穴、督脉腧穴及膀胱经第一、二侧线腧穴。脾胃区则包括第 11 胸椎至第 1 腰椎范围内的夹脊穴、督脉腧穴及膀胱经第一、二侧线腧穴。此区中的胃脘下俞又称为"胰俞",为经外奇穴,是治疗消渴的经验效穴,胃脘下俞于横平第 8 胸椎棘突下、旁开 1.5 寸处取穴,其前对应胰腺的投影区,可调节胰腺功能,减缓病理变化过程。肾区包括第 12 胸椎至第 5 腰椎范围内的夹脊穴、督脉腧穴及膀胱经第一、二侧线腧穴。以上诸穴针刺时均采用背俞穴透夹脊法,以 45° 角斜刺,令针尖抵至椎体;膀胱经第二侧线透第一侧线,督脉穴位采用直刺法,行针以青龙摆尾法使局部产生酸胀感,或行分经得气法产生沿肋间神经向胸前传导的针感。

足三里调理脾胃,施以苍龟探穴法,针尖先指向小腿中心,由浅入深的过程中,调整针尖向该穴周围搜寻经气,得气后施以青龙摆尾法摆动针体,使针感沿小腿前侧向下传导至远端足背。取三阴交以滋阴润燥,三阴交处于足太阴、少阴、厥阴三条阴经之交会处,本穴浅层有大隐静脉、小腿内侧皮神经、隐神经;深层有胫后动、静脉,胫神经。针刺时三阴交可采用分经得气法,直刺或斜刺 0.5~1.5 寸,沿着胫骨内侧缘偏后与皮肤呈 90° 角直刺,或紧贴胫骨内侧缘与皮肤呈 45° 角斜刺。局部得到酸麻胀感后,用青龙摆尾法摆动针体令产生传至足底的针感,针刺过程中或可见下肢抽动,本穴孕妇禁针。太溪有益肾滋阴、增液润燥之功,于内踝尖与跟腱前缘中点、动脉应手处取穴。本穴浅层有隐神经的小腿内侧皮支,大隐静脉的属支;深层前方有胫神经和胫后动、静脉。针刺时浅刺 0.2~0.3 寸即可,局部酸麻胀感得气后,施以小幅度青龙摆尾法使经气下传至足跟、足心,甚至可传至足趾末端。

《针灸甲乙经》:"消渴身热,面赤黄,意舍主之。消渴嗜饮,承浆主之。"意舍穴包括在脾胃区腧穴中,针刺可调理脾土运化之功。承浆穴位于唇下,"腧穴所在,主治所在",针刺此穴即可治疗口舌之病,缓解嗜饮之症。承浆在口轮匝肌和颏肌之间,布有下唇动、静脉分支及面神经的下颌支及颏神经,针刺时斜刺 0.3~0.5 寸,以局部酸胀感为宜。

二十五、尿频

尿频,又称"小便频数",是一种以排尿次数明显增多为主要表现的病症,本病可归属于中医学"淋证"范畴。本病的发生以膀胱功能异常为主要原因,实证多因湿热蕴结下焦致膀胱气化不利,虚证则多为肾阳虚衰或中气不足导致膀胱失约;本病病位在肾、膀胱,主要与心、脾、肺相关。

现代医学认为本病是由多种原因引起的膀胱平滑肌肌纤维张力下降,使得膀胱的伸缩性降低,进而导致小便次数增多。尿频的原因较多,如可因感染而引起尿路炎症、膀胱炎;因占位性病因或结石致尿路梗阻,排尿不畅;因精神因素诱发尿道综合征等。临床治疗中,针对此症状应首先明确病因,在积极治疗原发病的同时,可参照本节给予针刺治疗。

【腧穴】

净府五穴　秩边透水道

【配穴】

肾气不足者加肾俞、命门;肝气郁滞者加太冲、行间;中气不足者加足阳明四穴(梁丘　足三里　上巨虚　下巨虚)。

【刺法发挥】

针刺治疗本病以恢复膀胱气化之机为要,净府五穴包括曲骨、曲骨Ⅰ、曲骨Ⅱ,曲骨穴位于前正中线上,曲骨Ⅰ位于前正中线旁开1.5寸处,曲骨Ⅱ位于前正中线旁开3寸处,此五穴位于膀胱体表投影区,"腧穴所在,主治所在",故针刺净府五穴即可调整膀胱功能。针刺时用3寸毫针向会阴部呈45°~60°斜刺,先用3寸毫针深刺,行赤凤迎源法以局部酸胀感得气,欲加强刺激可施小幅度的白虎摇头法以使针感放散至阴部,然后出针,再取1.5寸针斜下70°~80°刺1.2寸,留针过程中可行针施加强遗留针感法。

秩边透水道要求针感向小腹部或阴部放散,必须"气至病所",针达病处。取3寸针向水道穴深斜刺,施以赤凤迎源法加强针感,在局部酸胀感的基础上,令针感向小腹部放散;或可调整针尖指向阴部,行赤凤迎源法令针感向阴部放散,深刺后不留针,以阳性出针法出针,以增强遗留针感。

附:尿崩症

尿崩症是以烦渴、多尿、低比重尿、低渗尿为临床特征的内分泌综合征,可分为中枢性尿崩症和肾性尿崩症。尿崩症在中医学中无特定病名,一般认为其归属于"消渴"病范畴。

现代医学临床分为中枢性尿崩症、肾性尿崩症、原发性烦渴等类型。治疗时应在明确诊断的前提下,针对原发病给药,并及时予补液及纠正电解质紊乱治疗。中枢性及肾性尿崩症均可参照本节治疗。

【腧穴】

肾区　丹田三穴(气海　石门　关元)　中极　秩边透水道

【配穴】

肾气不足者加照海、命门;脾阳不足者加脾俞、足三里;中气不足者加中脘、气海、天枢。

【刺法发挥】

本病的治疗以调整膀胱气化之机、恢复肾脏启闭之常为要,以肾及膀胱为中心进行治疗。先刺背部腧穴,肾区包括第12胸椎至第5腰椎范围内的夹脊穴、督脉腧穴及膀胱经第一、二侧线腧穴。针刺时采用背俞穴透夹脊法,以45°角斜刺,令针尖抵至椎体;膀胱经第二侧线透第一侧线,督脉穴位采用直刺法,行针以青龙摆尾法使局部产生酸胀感。胸椎部可行分经得气法产生沿肋间神经向胸前传导的针感;腰椎部则可产生向下腹部及下肢后侧方向传导的针感。

丹田三穴和中极穴位于下腹部,有培补元气、总调下焦气机之功。此组穴临近膀胱,故对于膀胱功能的调整效果较好。针刺时先用3寸毫针深刺,行赤凤迎源法以局部酸胀感得气,欲加强刺激可施小幅度的白虎摇头法以使针感放散至整个腹部,然后出针,再取1.5寸针斜下70°~80°刺1.2寸,使针感向阴部放射,留针过程中可行针施加强遗留针感法。秩边透水道针刺方法见前文所述。

二十六、遗尿

遗尿指年满5周岁以上,具有正常排尿功能的小儿,睡中小便自遗,醒后方觉的一种病症。本病多见于10岁以下的儿童,发病率随年龄增长而下降,亦有少部分成人患有此病。本病证分虚实,以虚证多见。虚证病因包括膀胱虚冷、心肾气虚及肺气虚冷,实证则以心火旺盛及肝经湿热为主。本病病位在肾及膀胱,与肝、心、脾、肺相关。

现代医学将遗尿分为原发性、继发性、单纯性及复杂性四种。其中原发性遗尿指尿床从婴儿期延续而来,从未有过6个月以上不尿床;继发性遗尿指在存在6个月以上的不尿床期后又因各种因素出现尿床;单纯性遗尿指仅存在夜间不自主排尿;复杂性遗尿指除夜间不自主排尿外存在其他下泌尿系统症状。儿童以原发性单纯性遗尿多见。以上四种遗尿均可参照本节治疗。需要注意的是,若诊断为继发性复杂性遗尿,应在积极治疗原发病的基础上予以针刺治疗。

【腧穴】

净府五穴　丹田三穴(气海　石门　关元)　滋阴三穴(太溪　三阴交　复溜)　神阙

【配穴】

肺脾气虚者加合谷、脾俞;肾气不足者加肾俞、太溪;心肾失交者加外四神聪透百会、神门;肝经湿热者加阳陵泉、行间;夜梦多加外四神聪透百会、神门、调心神三穴(内关透间使　郄门);体弱神疲,小便清长加肾俞;纳呆、便溏加脾俞、阴陵泉;夜寐沉,不易唤醒加外四神聪透百会。

【刺法发挥】

本病责之于肾,故以丹田三穴培补下焦之气,滋阴三穴滋肾阴而助潜阳,阴阳同调,恢复肾之开阖,膀胱之约束。三阴交为足三阴经之交会穴,善治三脏功能失调。三阴交于胫骨内侧缘偏后方定位,其深层有胫神经,针刺时直刺0.5~1寸,施以白虎摇头法加强局部酸胀感,后调整针尖向后45°以小幅度赤凤迎源法使针感循经下传至足心。太溪、复溜为肾经原穴、经穴,可使肾气通达、滋阴潜阳。针刺时,此二穴均应浅刺0.2~0.3寸,以苍龟探穴法令经气循经下传至足心。神阙可用灸法。净府五穴、丹田三穴具体操作可参"尿频"及"尿崩"节中所述。嘱家属治疗期间,晚上少给患儿进水,养成睡前解小便,夜间定时排尿的习惯,并鼓励患儿消除自卑心理。

二十七、癃闭

癃闭,又称"癃""闭癃""淋闭",是以尿量减少,排尿困难,甚则闭塞不通为临床特征的一种病症。其中小便不利,点滴短少,病势较缓者称为"癃";小便闭塞,点滴全无,病势较急者称为"闭"。两者均指排尿困难,只是轻重程度不同,故多合称为"癃闭"。本病的发生有虚实之分,实则邪实互结,阻滞气机,发为水液疏布不利;虚则脾肾不足,膀胱虚寒,气化不利则水液不行。本病病位在肾及膀胱,然五脏功能失常均与本病相关。

现代医学中,本病相当于各种原因所引起的急、慢性尿潴留和少尿、无尿症,常见于神经性尿闭、尿路结石、尿路肿瘤、尿路损伤、尿道狭窄、前列腺增生及脊髓炎等疾病。此外,产后尿潴留也属本病范畴。虽针刺治疗癃闭效果较好,但对于存在尿潴留的患者应关注其电解质水平,必要时给予对症治疗。对于存在器质性病变的患者则应及时针对原发病进行治疗。

【腧穴】

丹田三穴(气海 石门 关元) 净府五穴 秩边透水道 肾区 中极 水道 归来 大肠俞 三阴交

【配穴】

膀胱湿热加地机、利水消肿五穴;肺热壅盛加鱼际、合谷;肝郁气滞加透四关(合谷透劳宫 太冲透涌泉)或逍遥五穴(三阴交 神门 太冲 合谷 内关)、行间、期门、阳陵泉;痰瘀阻络加中封、祛痰化浊四穴(中脘 足三里 丰隆 阴陵泉)、化瘀四穴(膈俞 血海 地机 合谷);脾气不升加脾俞、百会;肾气衰惫加补三气穴(膻中 中脘 气海)、肾俞、命门、腰阳关。

【刺法发挥】

本病治疗以恢复膀胱气化功能为要,补气滋阴。丹田三穴、净府五穴、中极、水道、归来均位于下腹部,"腧穴所在,主治所在",此组穴治疗时均可以赤凤迎源法令针感放散至整个腹部,浅留时令针感下传至阴部即可奏效。肾区及大肠俞意为刺激骶 2~骶 4 神经根段的骶神经,调节排尿功能,同时调节肾气,纳肾固本。三阴交通足三阴经脉,起活血利水作用,以上诸穴具体操作方法均可参前文中所述。丹田三穴、肾区、大肠俞针刺得气后,可加以温针灸。

第二节 骨伤科病症

一、颈椎病

颈椎病又称"颈椎综合征",是由急、慢性损伤等引起颈椎生理曲线改变、颈椎间盘退变、椎骨质增生、颈部软组织痉挛或损伤等,导致颈椎内外力平衡失调,刺激或压迫颈神经根、椎动脉、交感神经或脊髓所致的一系列综合征。根据压迫部位、患者症状、症候群特点及临床表现,可分为颈型颈椎病、神经根型颈椎病、脊髓型颈椎病、椎动脉型颈椎病、交感神经型颈椎病及混合型颈椎病。

颈型颈椎病常有落枕感、疼痛僵直、活动受限等表现,严重者会影响肩部及上肢活动,而习惯性落枕的患者由于颈肩部软组织过于紧张,关节压力过大,椎体失衡后诱发小关节紊乱及局部软组织炎症水肿,因此出现关节活动受限、局部疼痛不适等症状,可归入颈型颈椎病的范畴。神经根型颈椎病有颈肩手臂的疼痛、手指麻木、活动受限,疼痛从颈部沿上肢呈放射性的表现。椎动脉型颈椎病常有眩晕头痛、恶心呕吐,甚至猝倒等一系列临床症状。交感神经型颈椎病的临床表现最复杂,对头面五官、胃肠、四肢和心脏都会造成多种不同的并发病症。脊髓型颈椎病则最为严重,是颈椎管狭窄所致,多体现在运动障碍方面,轻则四肢酸痛无力、行动不稳;重则四肢瘫痪、大小便失禁,此属"痿证"范畴。

本病与中医经筋关系密切,手三阳经筋从手走头,其所循行之过正为颈椎病的病变所涉及之处。足三阳经筋也都经过颈部,而且足太阳经筋更是超过其经脉的循行范围,"从腋后外廉结于肩髃"。手足三阳经筋共同联系颈部骨骼,维系周围组织结构。颈部经筋是颈椎稳定的基础,颈部经筋的损伤导致颈部肌肉力学性能降低,从而破坏颈椎外源性的稳定,并影响颈椎关节的正常位置,进一步加重颈椎的椎间盘及骨关节的退变,影响颈椎的内源性稳定。

【腧穴】

颈夹脊　风池　大椎

【配穴】

颈型颈椎病急性期针刺患侧落枕穴、外关穴,行互动式针法。

神经根型颈椎病伴有肩痛加肩髎、肩髃,前臂桡侧痛加手三里,尺侧痛加通里、神门,前臂、手指疼痛麻木等症加臂丛四穴(扶突　天窗　天鼎　颈臂)、前臂掌侧六穴、前臂腕侧六穴、八邪;正中神经受累加正中神经六穴(极泉　曲泽　郄门　间使　内关　大陵);尺神经受累加尺神经五穴(青灵　支正　通里　阴郄　神门);桡神经受累加桡神经五穴(臑会　肘髎　尺泽　孔最　列缺)、曲池;肩胛内缘痛加曲垣、志室、膏肓。

脊髓型颈椎病痿软无力加肾俞穴、关元、气海、足三里。

椎动脉型颈椎病与交感神经病出现急性头痛、眩晕加外四神聪透百会、外关透内关、透四关(合谷透劳宫　太冲透涌泉)、列缺、神庭、上星、至阴。

胸廓出口综合征加肩胛冈三穴、肩胛四穴(天宗　秉风　曲垣　巨骨)、肩五穴(肩髃　肩髎　肩头　肩前　肩后)。

【刺法发挥】

对于颈型颈椎病急性期和落枕,宜先在患侧落枕穴、外关穴处行互动式针法以活颈止痛,直刺至 0.7~1 寸处以苍龟探穴法搜寻经气,出现局部酸胀感或沿经传向手背、手指,后轻微摆动针体施以青龙摆尾法,并嘱患者活动颈部,左右俯仰活动各 7 次后,再对颈部阿是穴行合谷刺法,出针后嘱患者左右俯仰活动各 7 次。

再用毫针于风池穴处行赤风迎源法以搜寻经气,注意针尖方向指向对侧风池,一般直刺 0.5~1.2 寸即可得气,根据患者耐受情况可继续施以青龙摆尾法,轻微摆动针体产生局部持续的酸麻胀感或沿足少阳胆经传至头顶及前额的针感。于大椎穴处行苍龟探穴法,配合天人地三才法,先将针体刺入地部,深度以 0.5~1 寸为宜,不主张刺透硬脊膜,得气后上提至天部,在天部得气后再下插入人部行小幅度提插捻转法,可结合飞法达到上下催气的效果,产生局部酸胀感或针感沿脊柱向上或向下放射。

最后针刺颈夹脊穴,斜刺透向对应节段的颈椎横突,以针尖刺中相应椎体横突为宜,不得行大幅度提插捻转法,施以青龙摆尾法,轻微摆动针体,静留针30 分钟。

急性期针刺手法不宜强刺激和激发经气,恐患者疼痛加重,待进入缓解期后可适当激发经气以恢复功能。

二、肩周炎

肩周炎又称"肩关节周围炎""五十肩""漏肩风",以肩关节疼痛及活动受限为主要表现,疼痛可放射至上臂,感受风寒、劳累后及夜间可见疼痛加重。手三阳经脉循行、手三阳及足太阳经筋结于肩部,其病多由于肝肾亏损,气血不能濡养筋骨,加之感受风寒湿邪、外伤劳损等因素导致肩部经筋、经脉痹阻,不通则痛,肩关节活动受限,长期失治造成肩关节粘连,进而发生肌肉萎缩。

现代医学认为该病是由于肩周韧带、肌肉和肌腱、滑囊及关节囊等软组织损伤、退变引起的关节囊及周围软组织发生慢性无菌性炎症的疾患,按病理分期分为:急性发作期(凝结期),主要表现为肩部疼痛剧烈,肩关节功能活动轻度受限,以外展受限为主;粘连期(冻结期),肩关节各方向的严重活动受限,疼痛较前减轻;功能恢复期(解冻期),此时疼痛慢慢缓解,关节活动度逐渐恢复,可持续 1 年以上。

【腧穴】

肩关节周围炎五穴(条口透承山 丰隆透承山 足三里 阳陵泉) 肩五穴(肩髃 肩髎 肩头 肩前 肩后) 肩胛四穴(天宗 秉风 曲垣 巨骨) 肩胛冈三穴 臑俞

【配穴】

手阳明经型加天鼎、手三里、合谷;手少阳经型加天牖、臑会、外关;手太阳小肠经型加天窗、天宗、后溪。

【刺法发挥】

先用毫针在条口、丰隆处施以赤凤迎源法,针尖由浅入深的过程中,向该穴处周围搜探经气,待直刺至合适深度可得局部酸胀感,再摇动针体,向承山穴方向透刺,深度视每位患者肌肉丰厚程度而定,施以小幅度捻转法,待承山穴附近也有酸胀感(即双重得气法)后行高频率捻转手法,同时嘱患者配合互动,进行患肩的活动,做平时受限的活动或引起疼痛的动作,幅度以患者可以忍受为度,不留针。

再在足三里、阳陵泉二穴同样施以苍龟探穴法搜寻经气,一般直刺 1~1.5 寸即可得气,足三里穴产生局部酸胀感或沿小腿前侧向下传导至足背的分经得气针感,即沿足阳明经下肢循行路线。针刺阳陵泉需小范围内不断更换针尖朝向,进针 1~1.5 寸,配合行小幅度提插手法,针尖略向前下方时即得,常可产生沿小腿前至足背的酸麻走窜针感,此为足少阳经下肢循行路线。

后同肩部腧穴、阿是穴静留针 30 分钟,阳性出针。肩五穴向下斜刺 1~1.5 寸,并施以阻力针法;或用火针点刺、刺络拔罐等刺灸法。肩胛冈三穴位于肩胛冈上,在外侧端与内侧端的连线上,将连线四等分,取外 1/4 与内 3/4 的交点、连线的中点、外 3/4 与内 1/4 的交点,共三穴。针刺时沿肩胛冈平刺 0.5~0.8 寸,以针尖抵至肩胛冈为度。肩胛四穴位于肩胛区,天宗下布有冈下肌,可使肩部外旋,且秉风、曲垣二穴都在冈上窝中,此处正是冈上肌的起始位置,巨骨"在肩端之里两叉骨缝中",其下分布有上斜方肌、中斜方肌、冈上肌。针刺时天宗刺至肩胛骨;秉风、曲垣向下斜刺 0.5~1 寸,使针尖达肩胛冈;巨骨直刺,使针尖达肱骨头。上述三组穴均要求局部酸胀即可,得气后可施青龙摆尾法以加强遗留针感。

三、肘劳

肘劳以肘外侧疼痛及肘关节活动障碍为主要表现,一般起病缓慢,常反复发作,无明显外伤史,属"伤筋""痹证"范畴。手三阳经脉循行及手三阳经筋结于肘外侧,是本病的主要病位;多因前臂反复做拧、拉、旋转等动作致肘部筋脉失养,迁延日久,气血阻滞,脉络不通,不通则痛。

肘劳见于现代医学的三种疾病:一是临床最常见的肱骨外上髁炎,又名"网球肘",以肘关节外侧酸痛、活动痛,手不能用力握物为主要表现,是前臂腕伸肌总腱的慢性损伤性肌筋膜炎,由于前臂伸肌重复用力引起慢性撕拉伤造成。二是肱骨内上髁炎,俗称"高尔夫球肘",以肘关节内侧疼痛,屈腕时疼痛尤甚,肱骨内上髁压痛为主要表现,是附着于肱骨内上髁前臂腕屈肌腱的慢性损伤性肌筋膜炎。三是尺骨鹰嘴炎,俗称"学生肘",以尺骨鹰嘴处有明显压痛点为主要表现的慢性劳损。根据压痛点三者较易区别。

【腧穴】

前臂掌侧六穴　前臂背侧六穴　阳陵泉　阿是穴

【配穴】

肱骨内上髁炎(肘内侧疼痛)加少海、青灵、小海、后溪;肱骨外上髁炎(肘外侧疼痛)加曲池、肘髎、手三里、合谷;肘尖痛加天井。

【刺法发挥】

先于前臂掌侧、背侧六穴处行肌腹刺法,取穴及操作见"中风病"一节,产生局部酸胀感即可,弱针感。

继而在阳陵泉穴施以苍龟探穴法,针尖由浅入深的过程中,向该穴周围处搜寻经气,略微不断更换针尖朝向,进针 1 寸左右,配合行小幅度提插手法,针尖略向前下方时即得,常可产生沿小腿前至足背的酸麻走窜针感,此正合足少阳经"下出外踝之前,循足跗上,入小指次指之间"的循行路线。后同阿是穴静留针 30 分钟。

四、膝关节痛

膝关节痛是临床上常见的症状之一,常伴发膝关节肿胀、伸屈功能受限等,总归属于中医学"痹证"范畴。多见于风湿或类风湿关节炎、膝骨性关节炎、髌下脂肪垫损伤、韧带损伤、滑膜炎等病。中医学认为此病多因风寒湿邪侵袭经络,留于膝关节,致局部气血闭阻不通,或因年老体衰、肝肾亏虚致筋骨失养,气血壅滞。

【腧穴】

股前九穴　股后五穴　阳陵泉　内膝眼　外膝眼　阿是穴

【配穴】

膝关节内侧疼痛加血海、阴陵泉、膝关、曲泉、阴谷;膝关节外侧疼痛加环跳、足阳明四穴(梁丘　足三里　上巨虚　下巨虚)、膝阳关;膝关节后侧疼痛或关节屈伸不利加委中;小腿部不适加小腿前外侧六穴(足三里　丰隆　悬钟　跗阳　足三里对称点　丰隆对称点)。

【刺法发挥】

先于股前九穴、股后五穴行肌腹刺法。股前九穴针刺时针尖朝膝关节方向45°~60°斜刺,进针瞬间贵速,针至皮下宜轻推、慢推;对于肌肉松弛无力者,可予捻转手法以促进肌肉收缩,并视患者肌肉丰厚程度深刺、斜刺入2~3寸至局部酸胀。股后五穴直刺或朝腘窝方向斜刺2~3寸,至局部酸胀。

再刺阳陵泉,刺法同"肘劳"一节。然后针刺内外膝眼,注意针具严格消毒,以免引起关节囊内炎症。后同阿是穴静留针30分钟。

五、腰痛

腰痛,又称"腰脊痛",是指因外感、内伤或挫闪导致腰部气血运行不畅,或失于濡养,引起腰脊或脊旁部位疼痛为主的一种病症。

临床中急性腰扭伤、腰肌筋膜炎、腰椎间盘突出、泌尿系统感染、肾脏结石、妇科炎症、脊柱肿瘤等均会不同程度地表现出腰痛症状。腰痛是一个很常见的症状,可因感受寒湿、湿热,或跌仆外伤、气滞血瘀,或肾亏体虚所致,其病理变化常表现出以肾虚为本,感受外邪、跌仆闪挫为标的特点。

【腧穴】

腰痛点　肾俞　三焦俞　大肠俞　关元俞　腰阳关

【配穴】

急性腰扭伤配水沟、攒竹、阿是穴;腰脊痛、尾骨痛等腰骶部病症配顶灵三穴(前顶　后顶　承灵),腰脊柱正中痛加水沟、支沟,腰两侧痛加二白、攒竹,单侧腰痛加同侧条口透承山,急性腰痛加后溪透合谷;腰椎后关节紊乱配华佗夹脊穴;腰椎间盘突出症配八髎穴、环跳、承扶、委中、承山、风市、阳陵泉。

【刺法发挥】

先针刺腰痛点得气后,嘱患者做腰部屈伸运动,动作要慢、稳、缓,尽量做到患者能承受的最大幅度。棘上韧带、棘间韧带损伤主要表现为督脉循行部位疼痛,取水沟、后溪穴行互动式针刺法,腰阳关、阿是穴行阻力针法。对于腰椎后关节紊乱患者,取患侧腰痛点、攒竹行互动式针刺法,嘱患者做旋腰、蹲起运动,再取患者阿是穴行阻力针法。

再在肾俞、三焦俞、大肠俞、关元俞施以赤凤迎源法,即针尖直刺 1~3 寸得气,产生局部酸胀感或沿下肢循行的放电感后将毫针上提,再行白虎摇头法,以产生局部酸胀感或针感沿脊柱向上或向下放射为宜。可配华佗夹脊穴,针刺方向以抵至椎体为宜。

(一) 坐骨神经痛

坐骨神经痛是指由坐骨神经原发性或继发性损害所引起的疼痛综合征,以沿坐骨神经走行及分布区(腰、臀、大腿后侧、小腿后外侧及足外侧)出现放射性疼痛、麻木和肌力下降为临床特征。属中医学"痹证""腰腿痛"等范畴,其发生常与感受外邪、跌仆闪挫有关;基本病机为经络不通、气血郁滞。由于足太阳膀胱经、足少阳胆经、足阳明胃经及足少阴肾经的经脉循行都与坐骨神经的分布有重合,临床中根据坐骨神经痛疼痛的不同位置,将本病分为 3 型:少阳阳明型、太阳少阴型和少阳阳明、太阳少阴混合型。以小腿外侧疼痛为主的为少阳阳明型,以小腿后侧及足底疼痛为主的为太阳少阴型,临床以少阳阳明型较为常见。

坐骨神经痛多见于现代医学的腰椎间盘突出症、感染性疾病、脊柱肿瘤、盆骨病变、腰骶软组织劳损及部分内科疾病中。其中以腰椎病变导致的坐骨神经痛最为常见。

【腧穴】

坐骨神经四穴(环跳　殷门　承扶　秩边)　阿是穴　臀三穴　大肠俞　关元俞　委中

【配穴】

太阳少阴型大腿后侧痛加阿是穴、股后五穴,小腿后外侧或足跟足底麻木疼痛加阿是穴、腘下四穴(委中　合阳　承山　承筋);少阳阳明型小腿前外侧感觉障碍加阿是穴、小腿前外侧六穴(足三里　丰隆　悬钟　跗阳　足三里对称点　丰隆对称点)、腓总神经四穴(浮郄　委阳　阳陵泉　陵下),足背麻木疼痛加阿是穴、八风、腓深神经五穴(阳陵泉　足三里　悬钟　阳辅　解溪)或腓总神经四穴(浮郄　委阳　阳陵泉　陵下);急性痛加攒竹。

【刺法发挥】

先以常规毫针在大肠俞、关元俞施以赤凤迎源法,即针尖直刺1~3寸得气,产生局部酸胀感或沿足太阳膀胱经下肢循行的放电感后将毫针上提,再行白虎摇头法,以产生局部酸胀感为宜。

再侧卧定位环跳穴,环跳穴为足少阳、足太阳交会穴,故可出现沿两条经脉下肢循行路线的针感,其得气深度为2.5~3寸,在此范围内施赤凤迎源法,并及时调整针尖方向可实现分别沿足少阳、足太阳走行的分经得气针感:针尖微向内,针感可沿下肢后侧向下传导,自臀部正后方传至腘窝,再传至足跟和足底,此正合足太阳膀胱经脉"贯臀,入腘中……过髀枢,循髀外,从后廉下合腘中,以下贯踹内,出外踝之后,循京骨,至小指外侧"的循行路线;针尖微向外,针感可沿下肢外侧向下传导,自臀部正后方传至腘窝,再沿腘窝外侧缘向外下方行,至小腿前面,并传至足背,此与足少阳胆经脉"下合髀厌中,以下循髀阳,出膝外廉,下外辅骨之前,直下抵绝骨之端,下出外踝之前,循足跗上,入小指次指之间。其支者,别跗上,入大指之间,循大指歧骨内,出其端,还贯爪甲,出三毛"的循行路线相合。根据坐骨神经痛的不同分型选择相应的得气方法,于环跳穴处得气后行白虎摇头法加强刺激后,调整至患者能够忍受的针感强度,患者调整至俯卧位配合臀三穴肌腹刺,臀三穴在臀部,股骨大转子最凸点与骶管裂孔连线的内1/4与外3/4的交点、连线中点、内3/4与外1/4的交点,共3穴。继环跳穴得气后,于殷门穴处通经接气,即直刺1~1.5寸后行苍龟探穴法以实现分经得气。坐骨神经四穴中,一般取一至二穴出现分经得气的针感即可,切勿强求针感、反复强烈刺激而使患者感到不适,故秩边、承扶直刺2~3寸,致局部酸胀即可静留针。

最后针刺委中穴,多从"膝后区,腘横纹中点偏向外侧,约位于十一分之六处"进针,后于局部应用苍龟探穴法,调整针刺深度和角度,针尖稍稍向外倾斜,大概与体表呈80°角时更易获得针感,浅刺0.5~0.8寸可达到分经得气的效果。若刺中胫神经时可有麻电感传至足跟或足底,适用于坐骨神经痛之胫神经分支痛及足跟痛属胫神经卡压症患者,即对太阳少阴型疗效明显;将针尖稍稍向外调整,若刺中腓肠内侧皮神经,则麻电感可传至小腿后侧或沿足背外侧缘传至足小趾端,对于坐骨神经痛伴小腿外侧与足外侧、小趾不适者,即少阳阳明型以此针感为佳。

(二)股神经痛

股神经痛是以大腿前侧疼痛为主要临床表现的病症,兼有腰痛、大腿前侧麻木、重着无力甚或肌肉萎缩,小腿内侧感觉异常等症状,可出现膝反射消失或减弱,股神经牵拉试验阳性,大腿肌力减低,抬腿困难,行走步伐细小等体征。此病属"痹证""经筋病"范畴,多因感受风寒湿邪或跌仆损伤,导致经脉闭阻、气血瘀滞,进而筋失所养、肉失所荣发为此病。《素问·痿论》载"肝主身之筋膜,脾主身之肌肉",病位在大腿部前侧经筋,与肝脾两经密切相关。

股神经受到刺激即可产生股神经痛,临床中高位腰椎间盘突出、大腿牵拉伤、慢性劳损、静脉曲张、刺割伤、骨盆或股骨骨折、炎症、股动脉肿瘤等均可导致股神经痛。

【腧穴】

大肠俞　股后五穴　腰部膀胱经第1、2侧线　冲门　股前九穴　居髎　带脉

【配穴】

腰痛加委中、肾俞、大肠俞、关元俞、阿是穴;坐骨神经痛加环跳、秩边;小腿内侧疼痛加阴陵泉、地机。

【刺法发挥】

让患者俯卧位,先在大肠俞处行赤凤迎源法,一般直刺2~3寸,以针感放射至大腿前侧为度。然后针刺腰部膀胱经第1、2侧线腧穴,采用45°斜刺至督脉,局部酸胀。再于股后五穴行肌腹刺。静留针30分钟。

再取仰卧位,于冲门穴处施以苍龟探穴法(刺法见第三章"冲门")。继而在股前九穴处行肌腹刺法。

(三)闭孔神经痛

闭孔神经痛是闭孔神经受卡压所致的以股内侧疼痛、麻木为主的一组症状和体征,疼痛多不过膝关节,行走、咳嗽、用力排便及髋关节外展时疼痛加

重;有时伴有髋关节疼痛、酸胀不适等。后期可表现为内收肌瘫痪,大腿不能内收,外旋无力,卧位时患肢内收困难,坐位时患肢不能置于健侧腿上。虽能行走,但病侧下肢外旋,同时可能伴有大腿内侧面中部小块皮肤感觉障碍。临床上较为少见,以成年女性偏多。本病属"痹证"范畴,其病机为气血瘀滞,不通则痛。

闭孔神经痛常见于闭孔神经本身的病变和闭孔神经周围组织结构的病变,如盆腔炎及耻骨炎等周围炎症刺激、闭孔管狭窄、骨盆骨折畸形挤压及疝等物的卡压、髋关节前脱位、股骨头缺血坏死等引起闭孔神经损伤。

【腧穴】

急脉 阴廉 足五里 阿是穴 背俞穴透夹脊 股前九穴 股后五穴

【配穴】

膝关节内侧疼痛者加膝关、阴谷;膝关节痛连及大腿前侧加冲门;小腿部不适加小腿前外侧六穴(足三里 丰隆 悬钟 跗阳 足三里对称点 丰隆对称点);关节屈伸不利者加委中。

【刺法发挥】

让患者仰卧,先于急脉、阴廉、足五里三穴处行苍龟探穴法,注意把握针刺深度,一般进针0.5~1.5寸即出现放电样、电击样针感向远心端放射,根据患者耐受程度,轻微摆动针体施以青龙摆尾法促使经气感传,并配合浅刺大腿内侧局部阿是穴。再在股前九穴行肌腹刺法(操作同"膝关节痛")。

继而让患者俯卧,由于闭孔神经以第三腰神经分支为主,先以赤凤迎源法针刺气海俞,直刺1~1.5寸至腰椎横突,行白虎摇头法使针感放射至大腿内侧为度,再轻微摆动针体施以阳性出针法。最后针刺腰段背俞及夹脊穴至局部酸胀,目的在于调节腰部肌群张力的平衡,放松腰部肌群对闭孔神经的压力。静留针30分钟。

(四)股外侧皮神经炎

股外侧皮神经炎是一种由多种原因引起股外侧皮神经损害而产生的大腿前外侧皮肤感觉异常与疼痛的综合征,好发于中老年男性,临床可见股前外侧感觉异常,如麻木、蚁行感、刺痛、烧灼感、发凉及沉重感等,严重者可出现程度不等的浅感觉减退或缺失,如触觉、痛温觉减退而压觉存在。站立或步行过久时可加重,但不伴有肌肉萎缩或活动受限。本病属"皮痹""肌痹"范畴,病机多因风寒湿邪乘虚外袭,或劳损外伤等致卫阳被遏、筋脉闭阻,气血运行不畅,经脉肌肤失养而发病。

股外侧皮神经炎常见于股外侧皮神经受压和损伤,如腰椎横突肥大、肥胖、高位腰椎间盘突出;大腿外伤、感染、糖尿病单神经病变等。其症状与体征易与坐骨神经痛及局部软组织损伤等疾病相混淆。

【腧穴】

股外穴　冲门　风市　髀关　梁丘　足三里　阳陵泉　皮肤感觉异常处

【刺法发挥】

让患者取仰卧位,首先用毫针在股外穴处行苍龟探穴法(股外穴:以冲门与髂前上棘连线作为底边,做一个高为 1cm 的等腰三角形,三角形的顶点在腹股沟韧带下 3~5cm 处,此顶点即为股外穴),因本穴区较宽泛,在针尖由浅入深的过程中,注意朝不同方向搜寻经气,一般针刺 1.5~2 寸处即得,再行雀啄法,以针感沿大腿外侧向下放射至膝关节为宜。然后在股外侧感觉异常部位进行多针浅刺,上下左右间隔各 1 寸。针刺深度为 2~3 分,以针尖刚刺入表皮、针体悬垂于体表而不脱落为度。

再在风市穴处采用齐刺法,直刺 1~1.5 寸至局部酸胀。余穴无特别说明者,常规针刺至局部酸胀即可,静留针 30 分钟。

(五)臀上皮神经卡压征

臀上皮神经卡压征是指腰臀部闪扭或受寒后肌肉筋膜损伤、粘连,导致穿越并支配臀部的臀上皮神经受牵拉或者嵌压所引起的腰、臀、腿疼痛、麻木等一系列症状,是引起腰腿痛症状的常见疾病之一。临床表现为患侧腰臀部出现弥散性疼痛,多集中在髂嵴中点周围,可呈刺痛、酸痛、撕裂痛,大腿后部至腘窝部分可有牵扯痛。弯腰受限,坐位改立位时腰部无力,需攀扶方可起坐。查体可在患侧髂嵴中点下 3~4cm 皮下触及条索状筋结,触压时患者可有痛、麻、胀等感觉,有时可向下放散,但多不过膝。臀上部肌肉紧张,臀上皮神经分布区触痛明显。直腿抬高试验检查多为阴性,有时对侧下肢直腿抬高试验受限,但无神经根刺激征;腰椎及髋关节 X 线检查多无明显异常。

本病在各年龄段均可出现,多有臀部扭挫伤史、慢性劳损史、风寒侵袭史及腰椎劳损史,也有因腰椎损伤继发者。

【腧穴】

阿是穴　腰部膀胱经第 1、2 侧线　腰夹脊　臀三穴　秩边　委中

【配穴】

腰痛加腰痛点;坐骨神经痛加环跳。

【刺法发挥】

让患者俯卧,先在臀部感觉异常部位进行多针浅刺,上下左右间隔各 1 寸。针刺深度为 2~3 分,以针尖刚刺入表皮、针体悬垂于体表而不脱落为度。

继而在秩边穴处采用赤凤迎源法。对于秩边穴,多从平骶管裂孔(平第 4 骶后孔),与委中、殷门连线的延长线的交点处进针,针尖直刺 2.5~3 寸得气,产生局部酸胀感,或施赤凤迎源法产生沿臀部、下肢循行的放电感。针刺腰部膀胱经第 1、2 侧线腧穴、腰夹脊时,一般直刺 1~3 寸,产生局部酸胀感为宜。

再在臀三穴处行肌腹刺法,分别从股骨大转子最凸点与骶管裂孔连线的内 1/4 与外 3/4 的交点、连线中点、内 3/4 与外 1/4 的交点处进针,进针瞬间贵速,针至皮下宜轻推、慢推,视患者肌肉丰厚程度直刺 2~3 寸,至局部酸胀。

最后采用苍龟探穴法针刺委中穴,详细刺法前文有述。

以上各穴静留针 30 分钟。操作过程中均需根据患者耐受程度驾驭针感,避免因强烈针感引起不适而加重病情。

六、足跟痛

足跟痛是指单侧或双侧足跟及足底部胀痛或针刺样痛,行走及运动时明显加剧的一种临床常见症状。《诸病源候论》又称“脚跟颓”,多因肾气亏虚,筋脉失养,气血运行不畅,复感风寒湿邪,滞留于足跟而为病。

足跟痛多见于现代医学的跟骨骨刺、跟下脂肪垫炎、跖腱膜炎、跟下滑囊炎及跟骨高压症等导致软组织的慢性劳损、局部无菌性炎症及比目鱼肌腱弓卡压胫神经等。

【腧穴】

足跟痛八穴(承山　飞扬　跗阳　筑宾　飞扬对称点　跗阳对称点　筑宾对称点　跟腱附着点) 腘下四穴(委中　合阳　承山　承筋) 太溪　大钟　阿是穴

【配穴】

肝肾虚证加肝俞、肾俞、照海；气滞血瘀证加血海、膈俞、外关；寒凝血瘀证加命门、腰阳关。

【刺法发挥】

让患者俯卧，在足跟痛八穴处行肌腹刺法，针尖朝小腿中心直刺，视患者肌肉丰厚程度直刺 1~1.5 寸，至局部酸胀。对于承山的定位，通常先让患者伸直小腿或足部跖屈，腓肠肌肌腹下出现尖角凹陷处（即腓肠肌内、外侧头分开的地方，呈"人"字形沟）即是。然后针刺腘下四穴，先采用苍龟探穴法针刺委中、合阳穴，具体针刺操作参看前文。

再针刺太溪穴，用押手轻触跟腱前缘，扪及动脉应手，注意力度，此时针尖方向朝动脉前缘直刺，深度仅 0.2~0.3 寸即可搜得经气，针感可沿足太阴肾经循行到足跟、足心，甚至可传至足趾末端。医者需注意，对不耐受强烈针感者，不宜频繁刺激使其不适，气至即起。余穴无特别说明者，常规针刺至局部酸胀即可，静留针 30 分钟。

七、类风湿关节炎

类风湿关节炎是一种以周围关节骨质损害为特征的全身性自身免疫性疾病，其病变特点为滑膜炎持久反复发作，可导致内软骨和骨的破坏，关节功能障碍，甚至残疾。

本病中医学认为多因风、寒、湿邪乘虚侵袭机体，流注经络、关节，气血运行阻滞所致。现代医学认为本病病因尚不明确，可能与遗传、感染、性激素等有关。

【腧穴】

大椎　阴陵泉　八风　血海　梁丘　委中　足三里　风池

【配穴】

手指拘挛不利加合谷透后溪、中渚、八邪；腕关节舒张不利加阳池、阳溪；踝关节疼痛加解溪、丘墟、太溪；肘关节痛甚加曲池、尺泽、手三里；肩关节痛加肩髎、肩贞。

【刺法发挥】

让患者坐立取低头位，先于大椎穴处行赤凤迎源法，针尖在上下两棘突之间进针,配合天人地三才法,先将针体刺入地部,深度以 0.5~1 寸为宜,不主张刺透硬脊膜,得气后上提至天部,在天部得气后再下插入人部行小幅度提插捻转法,可结合白虎摇头法达到上下催气的效果,产生局部酸胀感或针感沿脊柱向上或向下放射,根据患者耐受程度驾驭针感,不留针。继而针刺风池穴,从胸锁乳突肌上端与斜方肌上端之间的凹陷中进针,针尖指向对侧风池穴即可搜得经气,行气过程中不得大幅度提插捻转,出现局部酸麻胀感即可,或传至头顶及前额。

嘱患者俯卧针刺委中穴,对于膝关节受累的患者直刺 1.5~2 寸,针体将通过股骨髁间窝与胫骨髁间隆起之间的缝隙,依次穿过后、前交叉韧带,刺至髌骨后面,同余穴留针 30 分钟。

最后让患者仰卧,针刺八风时,针尖朝向足心直刺 0.5~0.8 寸,并注意用押手感应足掌侧,以可感受到针尖而不透皮为度。再在足三里处施以苍龟探穴法,针尖先指向小腿中心,由浅入深的过程中,调整针尖向该穴周围搜寻经气,得气后施以青龙摆尾法摆动针体,使针感沿小腿前侧向下传导至远端足背,同余穴静留针 30 分钟。

第三节　皮外科病症

一、斑秃

斑秃是一种突然发生的非瘢痕性、炎症性、头部斑片状的局限性脱发性疾病。该病部分可自愈,特别是由某些特发因素如精神刺激、熬夜、压力等导致发病的患者,一般自我调整后可痊愈。

本病病机无外乎虚实二端,虚则肝肾亏虚、气血不足,肝藏血,肾藏精,肝肾不足则精血亏损,气血亏虚,无以荣养毛发,以致毛发脱落;实则血热风燥、气滞血瘀,风热上行于颠顶头部,耗伤阴血,毛发失养则脱落;血瘀内阻,血液不能畅达至发根,不能促其新生则发落。

【腧穴】

阿是穴(即脱发区)　内关　神门　照海　血海　膈俞　肝俞　肾俞　风池　太冲　曲池

【配穴】

病灶在头顶前部加合谷、内庭；病灶在侧头加外关、足临泣；病灶在头顶加太冲、中封；病灶在后头加后溪、申脉。每次可选用 3~5 个穴，前后穴交替使用。

【刺法发挥】

本病针灸治疗应从调理情志入手，以散风、养血为主，兼以柔肝、补肾。

斑秃多与情志因素相关，选用内关、神门、照海调理心神，也可交替使用间使、郄门以减少针刺耐受。内关沿桡侧腕屈肌腱桡侧缘直刺 0.2~0.3 寸，使用苍龟探穴小幅度提插，即可使针感到达中指指端。神门靠近尺侧腕屈肌腱桡侧缘，直刺 0.3~0.5 寸，使酸麻感达小指。照海属足少阴肾经，又为阴跷脉交会穴，肾经"从肺出，络心，注胸中"，阴跷脉"上循胸里"，直刺 0.5~1 寸，配合苍龟探穴和青龙摆尾搜刮经气，使局部酸胀。

风池为散风之所；曲池为大肠经腧穴，肺与大肠相表里，所以选用风池、曲池疏散头面风邪。针刺风池时使针尖稍向外，深度在 1.2 寸以内，用苍龟探穴法使针感沿侧头胆经直达头临泣或阳白。曲池向手腕方向斜刺 1~1.5 寸，使针感沿大肠经向腕背处甚至示指放射。针刺血海、膈俞活血化瘀；肝俞、太冲养血柔肝、疏肝解郁；肾俞补肾填精。血海、肾俞直刺 0.5~1 寸，膈俞、肝俞沿 45° 角方向斜刺至椎体，太冲直刺 0.5~0.8 寸，使用小幅度的提插使太冲有向大脚趾放射、沿肝经循行的针感，余穴局部有酸胀感即可。

针刺脱发区局部，应从病灶部位四周向中心斜刺。围刺脱发区能使其血脉流通，疏通经络、活血化瘀，达到活血生新的作用。

临床根据病灶的不同位置与经络循行的特点酌情取穴，达到整体与局部、辨病与辨证相结合的治疗目的。如病灶在头顶前部，属阳明经范围，加合谷、内庭，使针感可以分别放射至示指指端、第二脚趾趾端；病灶在侧头，属少阳经范围，加外关、足临泣，使针感可以分别放射至环指端、第四脚趾趾端；病灶在头顶，属厥阴经范围，加太冲、中封，使针感可以放射至大脚趾趾端；病灶在后头，属太阳经范围，加后溪、申脉，使针感可以分别放射至小指指端、小趾趾端。随证配穴并配合使用苍龟探穴、青龙摆尾搜探经气，使针感沿经络传导，以达到疏通对应经络气血的效果。

二、痤疮

痤疮,是一种以颜面、胸、背等处丘疹为主,可挤出白色碎米样粉汁的毛囊、皮脂腺的慢性炎症。现代医学认为痤疮的发生主要与皮脂分泌过多、毛囊皮脂腺导管堵塞、细菌感染和炎症反应等因素密切相关。

中医称痤疮为"肺风粉刺",本病多由肺经血热而生,恣食膏粱厚味和辛辣之品,脾胃运化失常,生湿生热,阻于肌肤亦可发为本病。此外,痤疮亦见虚证、寒证、虚实夹杂证等。

【腧穴】

大椎　合谷　曲池　内庭　四白　阳白

【配穴】

肺经风热加少商、尺泽;湿热郁结加三阴交、阴陵泉;瘀血凝滞加血海、膈俞;冲任不调加气海、关元。

【刺法发挥】

针灸治疗本病以清泄热邪、调理气血、疏通经络为主。督脉为诸阳之会,大椎为督脉与三阳经交会穴,直刺大椎 1.2~1.5 寸可透达诸阳经之郁热,用赤凤迎源法使局部酸胀。手足阳明经的经脉和经筋几乎分布于整个面部,"阳明主面",且手阳明与肺经相表里,故取合谷、曲池、内庭以清泻在表之阳明邪热。向手指方向斜刺合谷 0.5~1 寸,使用苍龟探穴法小幅度搜寻经气,配合青龙摆尾法使针感沿阳明经向示指指端方向传导。曲池向手腕方向斜刺 1~1.5 寸,使针感向腕背处甚至示指放射。内庭向上斜刺 0.5~1 寸,使针感放射至第二足趾。

四白、阳白为局部取穴,四白感传区分布有三叉神经的眶下神经,由下向上刺 0.3~0.5 寸,轻微提插调整,使针感得传,以产生上口唇部和上牙齿的酸胀感效果为佳,使面部气血流通。阳白分布有面神经颞支,针刺时一穴四针,针尖与表皮呈 15° 角,分别针向上星、头维、攒竹、丝竹空,进针 1 寸。阳白四透属"经筋刺法",能够广泛地、有效地刺激面神经分布区,改变局部微循环损伤状态。

痤疮还可见于胸背部,故要随证取穴,局部取穴之外,还要配合全身整体取穴治疗。

三、带状疱疹

带状疱疹是由水痘 - 带状疱疹病毒感染患者而引起的皮肤病,最好发的部位是躯干部,以红斑和条带状水疱为主要临床表现。中医学中称之为"火带疮""蛇疮""蛇串疮""缠腰火丹"等,认为该病的发病多与风、湿、热邪相关,多因风火之邪客于厥阴、少阳经脉,郁于肌肤、经络;或因外感毒邪,内生湿热,郁蒸肌肤从而红肿发疱。

带状疱疹常伴有神经痛,在发疹前、发疹时及皮损痊愈后均可伴有,但多在皮损完全消退后或者 1 个月内消失,少数患者神经痛可持续 1 个月以上,称为带状疱疹后遗神经痛。

【腧穴】

刺疱周围 / 刺疱　曲池　合谷　三阴交　太冲　阿是穴

【配穴】

病在头部加患侧风池、耳门透听会、翳风;病在胸胁加患侧相应节段夹脊穴、肋缘下、支沟、阳陵泉;病在腰腹加患侧相应节段夹脊穴、足三里、血海;疼痛剧者加阿是穴及患处疱疹分布带围刺。

【刺法发挥】

带状疱疹的针刺重点部位之一是疱体或疱疹周围,通过对水疱处进行点刺,使浆液流出,不仅是祛邪的关键而且能够增强局部血液循环,减缓局部炎症反应对神经和血管的进一步侵害。

取合谷、曲池可清泻在表之阳明邪热。向手指方向斜刺合谷 0.5~1 寸,使用苍龟探穴法小幅度搜寻经气,配合青龙摆尾法使针感沿阳明经向示指指端方向传导。曲池向手腕方向斜刺 1~1.5 寸,使局部有酸麻胀感,得气后施以青龙摆尾法,使针感向示指或腕背放散,增强针感的同时可促使气运血行。太冲直刺 0.5~0.8 寸,使用小幅度的提插使太冲有向大脚趾放射、沿肝经循行的针感。

四、湿疹

湿疹,又称湿疮,是一种过敏性炎症性皮肤疾患。因皮损多湿烂、渗液、结痂而得名。根据其临床特征,可将其归属于"浸淫疮""湿毒"范畴,急性湿疹中医称为风湿疡,慢性湿疹称为顽湿疡。临床多表现为以皮肤潮红、瘙痒为主,边界不清,可以出现丘疹、水疱,大多对称分布,自觉瘙痒,常因搔抓形成糜烂、流滋、结痂及苔藓样变,最后痂盖脱落,露出光滑红色皮肤,并有少量脱屑,反复发作易变成慢性湿疹。

现代医学认为内在因素和外界刺激均可诱发湿疹。变态反应是本病的主要原因,神经精神因素与湿疹的发病也有密切关系,如精神紧张、苦闷忧虑、失眠疲劳等。湿疹可发生在身体任何部位,但好发于面部、头部、耳周、小腿、腋窝、肘窝等部位。任何年龄、性别和季节皆可发病。

【腧穴】

大椎　血海　地机　曲池　阳陵泉　阴陵泉　足三里　丰隆

【配穴】

风寒湿重者加倒三角;湿热重者加太冲、行间;纳食不佳者加脾俞、胃俞;大便干结者加天枢、支沟;夜寐欠宁者加内关、神门。

【刺法发挥】

大椎穴纯阳主表,既能助阳散寒,又能清热泻火。对于风、湿、热三邪为主要致病因素的湿疹,或久病导致风、寒、湿为主的湿疹均有治疗作用。直刺1.2~1.5寸,但不透刺硬脊膜,采用赤凤迎源法使局部得气后出针。行手法的同时与患者沟通调整刺激量,以求强刺激遗留针感,使出针数小时后患者局部仍有酸麻胀痛的感觉。

湿气流散于全身各处,郁于体表则发为湿疮,"水为至阴,故其本在肾……水惟畏土,故其制在脾。"故取脾胃穴足三里、阴陵泉、丰隆。针刺足三里1~2寸,可使针尖向小腿中心方向刺入,用苍龟探穴法至合适深度得气后,用青龙摆尾法摆动针体使针感沿小腿外侧至足背,合足阳明胃经"下膝膑中,下循胫外廉,下足跗,入中指内间"的循行路线,与腓深神经重合。再以相同手法针刺丰隆0.5~1寸、阳陵泉1~1.5寸、阴陵泉1~2寸,丰隆、阴陵泉健脾祛湿,阳陵泉清肝胆湿热,不必取得向下的针感,直刺使局部有胀感即可。

风邪为病,应先散风,以治血为辅。曲池善治"发热更无休,遍身风癣癞",曲池又为大肠经腧穴,大肠与肺相表里,肺合皮毛,最易受风邪,故曲池可以散风。针刺曲池向手腕方向斜刺0.5~1寸,采用苍龟探穴法得气后,再用青龙摆尾法催发经气使针感直达腕背甚至示指,合手阳明大肠经"起于大指次指之端,循指上廉,出合谷两骨之间,上入两筋之中,循臂上廉,入肘外廉,上臑外前廉"的走向及桡神经的走向。

最后取治血之义,针刺血海、地机。血海主"两腿疮痒,湿不可当",地机又为足太阴之郄穴。针刺血海 0.5~1.5 寸,地机 0.5~1 寸,用苍龟探穴法至合适深度得气后,用青龙摆尾法摆动针体使局部得到酸胀感。

风寒湿重者加经外奇穴倒三角,倒三角位于下腹部,以患者两口角之间的长度为一边,作等边三角形,将顶角置于脐中心,底边成水平线,两底角处取两穴;再以底边为轴向下翻转 180º,脐中顶角落点的倒等边三角形的顶点为第三穴。倒三角具有温散寒邪的作用,取 45° ~60° 角向下斜刺 1~1.2 寸,捻转针体至局部酸胀感。留针时顺势按压皮肤,用患者的内衣覆盖,此为弩法,即按压行气法,可加强针感、增强疗效。针对寒邪还可加用温针灸,通过针体将热力传入穴位以温阳散寒,每次燃烧枣核大艾炷 1~3 壮。湿热重者加太冲、行间,使针感向足大趾放射,以清利肝胆湿热。纳食不佳者加脾俞、胃俞,取局部酸胀感以健运脾胃。大便干结者加天枢、支沟以行气通便,天枢局部取穴,支沟取行气之效,局部酸胀即可。夜寐欠宁者加内关、神门,使针感放射至指端,以安神定志。

第四节　妇 科 病 症

一、乳腺增生

乳腺增生是指乳腺导管、乳腺小叶、腺泡上皮、纤维组织的单项或多项良性增生。以周期性加重的乳房胀痛和多发性乳房肿块为主要临床特点。中医称"乳癖",认为与冲任不和、思虑伤脾、郁怒伤肝等有关。

【腧穴】

乳根　人迎　足三里　期门　膻中　膺窗　胞宫七穴　内关　太冲

【配穴】

气滞痰凝加内关、太冲;冲任失调加血海、三阴交。

【刺法发挥】

治疗本病取穴以行气解郁、化痰通络、调理冲任为原则,取厥阴经、阳明经腧穴为主。膺窗、乳根属阳明穴,为局部取穴,针刺时向乳房肿块方向斜刺或平刺,能直接宣散病灶部的气血,起到通络行滞、化瘀散结的作用。气会膻中,配阴维脉会穴内关、肝经原穴太冲,以宽中理气、疏郁散结。针刺内关时沿经脉向上斜刺60°,太冲向涌泉穴方向斜刺,后采取互动式针法。嘱患者深呼吸,医者行毫针泻法,快速捻转,每分针100~120次,2~3分钟后阳性出针;或施以苍龟探穴法,针尖由浅入深的过程中,并向该穴周围搜寻经气,待直刺合适深度得气后,再摇动针体,以患者自觉局部酸胀,经气沿指趾末端放射为度。乳房主要由肝胃两经所司,乳根、人迎、足三里可疏通胃经气机。胃经结于人迎,足三里是胃经的下合穴。针刺足三里时针尖指向小腿中心,并施青龙摆尾法以本经得气,产生沿足阳明经向肢体远端放射到足背部的针感;人迎针刺时避开颈动脉,不宜深刺。

膻中穴为气会,肝经络于膻中,期门为肝之募穴。临床操作时膻中向乳房中心方向平刺。期门穴临床操作时,可在该穴施以苍龟探穴法,针尖由浅入深的过程中,并向该穴周围搜寻经气,待直刺合适深度得气后,再摇动针体,以患者自觉局部酸胀,经气沿周围传导为度。

胞宫七穴,即中极、子宫Ⅰ、子宫Ⅱ、卵巢穴,子宫Ⅰ在中极旁开1.5寸处;子宫Ⅱ在中极旁开3寸处;卵巢穴在关元旁开3寸处。中极穴是膀胱募穴,其属任脉,并与足三阴经交会,穴位下的体表投影为盆腔脏器,并有第11、12肋间神经分布,与骶丛神经相连。具有调理冲任、阴经经气,通运下焦的作用。临床多遇患者乳房肿块大小随月经周期的改变而改变,针刺胞宫七穴可调理冲任,冲任调畅则乳癖自消。针刺时向会阴部60°斜刺1~1.5寸,以针感向会阴部放射为佳,临床上对此组穴采用齐刺法,即多针齐刺作用于小腹部,也可采用苍龟探穴法使之得气后,使针感向会阴部窜行,以增强针感,加强疗效。

二、乳痈

乳痈是以乳房红肿疼痛,乳汁排出不畅,以致结脓成痈为主症的病症。其临床特点为:乳房部结块、肿胀疼痛,伴有全身发热,溃后脓出稠厚。现代医学之急性乳腺炎、急性化脓性乳腺炎属于乳痈范畴。

乳痈多因肝气郁滞、胃热壅塞、乳汁淤积,兼感风寒之邪结聚而发。

【腧穴】

大椎　大杼　天宗　三阴交　上巨虚　下巨虚　足三里　期门　膻中　内关　肩井

【配穴】

肝郁加行间；胃火加内庭；火毒加厉兑、大敦。

【刺法发挥】

治疗乳痈以疏通经络、局部取穴与远端取穴结合为主。大椎为督脉腧穴，手足三阳交会穴，有清热解毒、治疗疮疡肿毒的作用，为乳痈之要穴。针刺时，直刺 0.5~1 寸为宜，不主张刺透硬脊膜，针刺后可采用白虎摇头法，操作时直刺捻转进针，直达深层（地部），得气后将针快速左右摇动，如手摇铃一样，边摇边提针，操作 2~3 分钟后即可将针缓慢起出。临床遇到乳痈重症可配合刺血拔罐，亦可在大椎穴刺络拔罐放血的基础上辅以背俞穴的刺络拔罐放血疗法。

大杼、上下巨虚合称为"调冲三穴"，《灵枢·海论》载有："冲脉者为十二经之海，其输上在于大杼，下出于巨虚之上下廉。"大杼针刺时斜刺 1~1.5 寸，即背俞穴透夹脊法，45°角斜刺透向对应的夹脊穴，先浅后深，获得局部针感后，行青龙摆尾法，执住针柄不进不退，缓慢向左右或前后拨动，如扶船舵之状，以推动经气，使针感逐渐传导扩散。上、下巨虚常规针刺，或在该穴施以苍龟探穴法，针尖由浅入深的过程中，并向该穴周围搜寻经气，待直刺合适深度得气后，再摇动针体，以患者自觉局部酸胀，或沿经向下肢传导到足背部为度。

天宗穴位于肩胛区，前与乳房相对，与膻中同用是治疗乳痈的近部取穴，两穴合用可疏通乳管，排乳散结。期门为肝的募穴，为足太阳、厥阴、阴维之会，取之以疏解肝郁，针刺天宗、期门穴时施以苍龟探穴法，针尖由浅入深的过程中，并向该穴周围搜寻经气，待直刺合适深度得气后，再摇动针体，以患者觉针感向周围传导为度。膻中、内关远近相配，宽胸理气，操作时膻中向乳房中心方向平刺，内关沿经脉向上斜刺 60°，后采取互动式针法，嘱患者深呼吸，医者行泻法，2~3 分钟后疾速出针；或施以苍龟探穴法，待直刺得气后，再摇动针体，以患者自觉局部酸胀，经气沿手指末端放射为度。肩井为经验效穴，属足少阳胆经，又为手少阳三焦、足阳明胃及阳维脉之交会穴，足少阳经筋系于膺乳,足阳明胃通行于乳房,肩井穴清胆泻胃,调气通经,所交会之经脉均行胸、乳,针此穴能使少阳通则郁火散,阳明清则肿痛消。针刺时针尖向前,注意切忌太深,以免引起气胸。三阴交为肝、脾、肾三经交会穴,直刺 0.5~1 寸,进针时紧贴胫骨内侧面后缘靠近骨边凹陷处,向后外斜刺行苍龟探穴法,以针尖刺中胫神经为度,患者即感麻电感走行于足底;然后提针至皮下使针尖向上施以分经得气法,得气后用青龙摆尾法使针感上行至前阴部。

足三里为胃的下合穴,"乳痈有热,三里主之",针刺时针尖指向小腿中心,并施青龙摆尾法以本经得气,产生下肢沿足阳明经循行到足背部的针感,以清阳明胃火,泻乳痈之热。

三、缺乳

本病的特点是产妇哺乳期完全无乳或乳汁甚少,不足以喂养婴儿。多发生在产后 2~3 日至半个月内,也可发生在整个哺乳期。中医称为"缺乳",又称"乳汁不足""乳汁不行"。

本病与内分泌紊乱、催乳素分泌过少等因素有关。

【腧穴】

膻中　乳根　少泽　胞宫七穴

【配穴】

气血不足加足三里;肝气郁结加内关、太冲;痰湿阻滞加中脘、丰隆。

【刺法发挥】

治疗该病以疏通、补益为主法。膻中穴向两侧乳房平刺,该穴位于两乳之间,为气之会穴,虚证补之能益气养血生乳,实证泻之能理气开郁通乳;乳根属多气多血的足阳明经穴,位于乳下,针刺时向乳房基底部平刺,既能补益气血,化生乳汁,又能行气活血,通畅乳络。少泽为手太阳经井穴,小指末节尺侧,指甲根角侧上方 0.1 寸(指寸),为生乳、通乳之验穴,点刺留针即可。

"冲任二经,上为乳汁,下为月水",刺胞宫七穴可调理冲任,冲任调畅则乳汁自来。刺法操作见"乳腺增生"一节。

缺乳多与气血亏虚或肝郁气滞有关。"产妇有二种乳脉不行,有气血盛而壅闭不行者,有血少气弱涩而不行者。虚当补之,盛当疏之。"气血亏虚者加脾俞、胃俞、足三里,脾俞、胃俞透向对应的夹脊穴,以针尖朝向相应椎体横突为宜,不得行大幅度提插捻转法,轻微摆动针体,得气即起;足三里一般直刺1~1.5 寸、针尖指向小腿中心,并施以小幅度行针手法,产生下肢沿足阳明经循行到足背部的针感。临床需根据患者耐受情况及时调整,一般产生局部酸胀感和轻微的放电感均可。肝郁气滞者加太冲、内关,临床常用毫针泻法,留针30 分钟。

四、月经不调

(一)月经先期

月经周期提前7天以上,甚至10余天一行,连续2个周期以上者,称为"月经先期"。月经先期属于以周期异常为主的月经病,多与月经过多并见,严重者可发展为崩漏。

中医学认为,月经先期多责之于虚、热、瘀。气虚失于统摄,冲任不固;血热伏于冲任,扰动血海;瘀滞胞宫胞脉,冲任受阻,新血溢于脉外,皆可导致月经提前而至。现代医学称为月经频发,是指月经周期缩短,短于 21 天者,排卵型功能失调性子宫出血可参照本病辨证治疗。

【腧穴】

关元 三阴交 血海 胞宫七穴

【配穴】

实热加行间;虚热加太溪;气虚加足三里、脾俞。

【刺法发挥】

关元为任脉经穴,针尖向下,不得行大幅度提插捻转法,针尖达针刺深度后轻微摆动针体施以青龙摆尾法,可使气达病患之处。临床上遇到寒凝血瘀、气血虚弱、肾气亏损者,可用温针灸,有温肾助阳之功。三阴交为肝、脾、肾三经交会穴,针刺时直刺 0.5~1 寸,得气后施以苍龟探穴法,以针尖刺中胫神经为度,患者觉麻电感走行于足底者为佳。血海为血证之要穴,主调理经血,针刺时直刺 0.5~1.5 寸,得气后施青龙摆尾法,使针尖提至皮下后,略向上斜刺,先浅后深,获得局部针感后,执住针柄不进不退,缓慢向左右或前后拨动,如扶船舵之状,可以推动经气,使局部产生酸胀之感。

胞宫七穴下正是卵巢、输卵管、子宫。针刺诸穴针感可达小腹和前阴,为治疗各种妇科病的常用组穴。

(二) 月经后期

月经周期延长 7 天以上,甚至 3~5 个月一行,连续出现 3 个周期以上者,中医称为"月经后期"。月经后期如伴经量过少,常可发展为闭经。

本病多因血虚、血寒、肾虚、气滞和血瘀等所致。现代医学称月经稀发,指月经周期后延,超过 35 天以上者(一般认为超过 3 个月则为闭经)。该病可发生于有排卵性或无排卵性月经周期中。发于前者,多因甲状腺功能不足,新陈代谢过低,卵泡发育成熟时间延长,而致卵巢不能按时排卵;发于后者,则因下丘脑 - 垂体 - 卵巢轴的功能失调,排卵功能受到抑制,卵泡发育不良,而出现周期延后的无排卵性月经。

【腧穴】

气海　归来　三阴交　胞宫七穴

【配穴】

血寒加关元、命门;血虚加足三里、血海;肾虚加肾俞、太溪;气滞配太冲。

【刺法发挥】

气海为任脉经穴,可暖下焦、温养冲任,针尖向下,采用赤凤迎源法,即先将毫针刺入皮下,逆时针将针深刺入地部,顺时针将针提至人部,如此反复,直至有酸麻胀痛得气感为度。赤凤迎源的操作幅度大,是深层、大范围的逢迎经气,可以行气,加强针感,并使针感留而不去,留气针下,促使气传导至会阴部。临床上遇到寒凝血瘀、气血虚弱、肾气亏损者,可用温针灸。

三阴交为肝、脾、肾三经之交会,直刺 0.5~1 寸,手法宜轻,可小幅度捻转,得气多以局部酸胀感为主,微微向足底部放射者为佳。归来穴直刺 1~1.5 寸,得气后施青龙摆尾法,使针尖提至皮下后,略向上斜刺,先浅后深,获得局部针感后,执住针柄不进不退,缓慢向左右或前后拨动,如扶船舵之状,使针感逐渐传导向上直至前阴部。

(三) 月经先后无定期

月经周期时或提前、时或延后 7 天以上,交替不定且连续 3 个周期以上者,称为"月经先后无定期"。月经先后无定期的发生主要是气血失于调节,而致血海蓄溢失常。常见病因病机是肝郁、肾虚,或肝肾同病发为月经先后无定期。本病的辨证主要是结合月经的量、色、质及舌脉,分辨肝郁或肾虚。本病若伴有经量增多及经期延长,常可因经乱之甚发展为崩漏。

本病相当于现代医学功能失调性子宫出血,是由于调节生殖的神经内分泌机制失常引起的异常子宫出血,而全身及内外生殖器官无器质性病变存在。发病机制为中枢神经系统-下丘脑-卵巢神经内分泌轴调控异常,或子宫内膜局部调控异常。分为排卵性和无排卵性两类。

【腧穴】

关元　三阴交　胞宫七穴

【配穴】

肝郁加肝俞、太冲;肾虚加肾俞、太溪。

【刺法发挥】

关元为任脉经穴,针刺时,针尖向下,采用赤凤迎源法,先将毫针刺入皮下,逆时针将针深刺入地部,顺时针将针提至人部,如此反复,直至有酸麻胀痛得气感为度。赤凤迎源法操作使针感行而不去,留气针下,促使气传导至会阴部。临床上遇到寒凝血瘀、气血虚弱、肾气亏损者,可用温针灸。三阴交为肝、脾、肾三经交会穴,直刺 0.5~1 寸,得气后施以苍龟探穴法,以针尖刺中胫神经为度,患者觉麻电感走行于足底者为佳。

五、痛经

痛经是妇科临床常见病,指集中在经期或行经前后时间段出现的小腹部的疼痛、坠胀、痛引腰骶、恶心呕吐、甚至剧痛晕厥等症状,亦称"经行腹痛"。临床根据发病原因,可将其分为原发性痛经和继发性痛经两类:前者又称功能性痛经,是指痛经自初潮开始便有,患者并不伴有盆腔器质性病变,多见于青春期少女、未婚及已婚未育者,主要是与月经时子宫内膜前列腺素含量增高有关;继发性痛经则多因盆腔炎症、肿瘤或子宫内膜异位症等盆腔器质性病变所致。

痛经有虚实之分,但夹虚者多,全实者少,因妇女本不足于血,即属实证亦常兼不足,如肝郁血虚、肝郁肾虚等;又如气血本虚,血少则不畅,气虚则运行迟滞,便是虚中有实。

【腧穴】

中极 三阴交 地机 十七椎 合谷

【配穴】

胸胁、乳房痛甚者,加外关、肝俞;恶心呕吐者,加内关、足三里;小腹剧痛者,加次髎;寒湿凝滞者加灸地机、关元、气海。

【刺法发挥】

中极起于胞中,为任脉经穴,与足三阴经交会,针刺时向会阴部60°斜刺1~1.5寸,也可采用苍龟探穴法使之得气,出现放射针感传到膀胱、会阴部和尿道。寒证者该组穴常配合灸法使用。三阴交刺法同"乳痈"一节。

地机为足太阴脾经郄穴,足太阴经循于少腹部,阴经郄穴治血证,可调血通经止痛,调气行血,针刺时直刺0.7~1.2寸,获得局部针感后,将针尖提至皮下,略向上斜刺,先浅后深,执住针柄不进不退,缓慢向左右或前后拨动,如扶船舵之状,使针感逐渐向下肢部传导扩散。

十七椎、合谷是治疗痛经的验穴,十七椎出自《千金翼方》,在腰部第5腰椎棘突下,合谷是手阳明大肠经的原穴,又是止痛要穴。针刺合谷应取在五指并拢,从虎口后纵纹头向第2掌骨作垂直连线,此线与第2掌骨边缘交点处。采用苍龟探穴法,使针尖向劳宫穴方向透刺,同时配合青龙摆尾法以实现拇指和示指的分经得气,使针感走至两指尖。

气海为肓之原,关元为小肠经募穴,亦是足三阴经交会穴。针刺时向下斜刺45°~60°,施以苍龟探穴法使之得气后,配合龙虎升降法以分经得气,使针感向会阴部窜行,留针同时配合弩法,即以患者内衣顺势按压针身,可加强针感。也可用温针灸。

六、盆腔炎

盆腔炎系指子宫、输卵管、卵巢、子宫旁组织及盆腔腹膜等部位炎症的总称。盆腔炎以输卵管炎较为多见。若炎症局限于输卵管及卵巢,通常称附件炎。根据发病过程及临床表现有急、慢性之分。

【腧穴】

胞宫七穴 三阴交 八髎 关元

【配穴】

下腹部疼痛加合谷、气海;发热加大椎、合谷;赤白带下或恶露增多加带脉、中极;月经不调加血海;尿频、尿急加阴陵泉、气海。

【刺法发挥】

八髎穴深刺可触及盆腔神经丛,可调节脏器功能,治疗妇科疾患。八髎穴处的第1至第4骶神经后支,与发出坐骨神经、阴部神经的骶神经前支在同一脊髓平面,亦为八髎穴治疗腰骶疼痛及前后二阴疾患提供解剖学基础。针尖略向内,刺入0.5~1寸,针刺后不得行大幅度提插捻转法,针尖达针刺深度后轻微摆动针体施以青龙摆尾法。

关元穴为任脉要穴,元气关藏出入之所,针刺时采用赤凤迎源法,先将毫针刺入皮下,逆时针将针深刺入地部,顺时针将针提至人部,如此反复,直至有酸麻胀痛得气感为度。腰腹冷痛者可用温针灸。

七、带下病

带下病是指带下的量、色、质、味发生异常,或伴全身、局部症状者,主要病机是任带两脉损伤,失约或失养。可见于现代医学的阴道炎、子宫颈炎、盆腔炎、卵巢功能早衰、闭经、不孕、妇科肿瘤等疾病引起的带下增多或减少。带下病的主要病因以湿邪为主,故其病缠绵,反复发作,不易速愈。

(一) 带下过多

带下过多是指带下量明显增多,色、质、气味异常,或伴全身、局部症状者,多由湿邪影响任、带,以致带脉失约、任脉不固所致。现代医学的阴道炎、宫颈炎、盆腔炎等疾病引起的阴道分泌物异常与带下过多临床表现类似者,可参照本病辨证治疗。

【腧穴】

中极　三阴交　带脉　白环俞　关元

【配穴】

湿热下注加阴陵泉、行间;脾虚湿盛加脾俞、足三里;肾虚不固加肾俞。

【刺法发挥】

治疗此病以调冲任为重。《针灸甲乙经》:"女子禁中痒,腹热痛,乳余疾,绝子内不足,子门不端,少腹苦寒,阴痒及痛,经闭不通,小便不利,中极主之。"

针刺时针尖向下斜刺45°角,向会阴部斜刺1~1.5寸,得气后施以苍龟探穴法,使针感传到会阴部为佳,以加强针刺疗效。关元在《针灸大成》中主"积冷虚乏,脐下绞痛,流入阴中……妇人带下,月经不通",针刺时采用赤凤迎源法,先将毫针刺入皮下,逆时针将针深刺入地部,顺时针将针提至人部,如此反复,直至有酸麻胀痛得气感为度。腰腹冷痛者可用温针灸。

带脉为胆经穴位,与带脉相交,可固摄带脉、调理经气,为治疗带下过多的要穴。白环俞可助膀胱之气化以除湿浊,为治疗带下过多的效穴,"一云主治梦遗白浊,肾虚腰痛,先泻后补,赤带泻之,白带补之,月经不调亦补之。"针刺时带脉向前斜刺,不宜深刺;白环俞直刺,使骶部酸胀为佳。三阴交是妇科疾病的必选之穴,主"妇人脾气虚弱,脾失健运,则湿浊内生,带下量多",直刺0.5~1寸,虚寒性病症患者则用补法,即捻转角度小,先浅后深、重插轻提、提插幅度小,用手轻,频率慢,操作时间短。得气后以针感传至足心者为佳,配合脾俞、足三里、肾俞以求补脾益肾、收涩止带之功。

（二）带下过少

带下量少,甚或全无,阴道干涩,伴有全身、局部症状者,甚至阴部萎缩的疾病,称为带下过少。多由于肝肾亏损、脾胃虚弱、血枯瘀阻所致。现代医学的卵巢功能早衰、双侧卵巢切除术后、盆腔放射治疗后、绝经综合征、席汉综合征、长期服用某些药物抑制卵巢功能等引起的阴道分泌物过少可参照本病辨证治疗。

【腧穴】

水道　上髎　阴陵泉　三阴交　下巨虚

【配穴】

肝肾亏虚加肾俞、太溪;血枯瘀阻加血海。

【针刺发挥】

水道为近部取穴,主治少腹、前阴等疾患。针刺得气后用白虎摇头法,直刺捻转进针,直达深层(地部),得气后将针快速左右摇动,如手摇铃一样,边摇边提针。与此同时,于所针腧穴经脉的上端,用押手按压,以使经气沿脉向相反方向传导运行,即行至胞宫。

上髎位于骶区,正对第1骶后孔中,浅层有臀中皮神经,深层有第1骶神经后支,应用时直刺 1~1.5 寸,然后在该穴施以苍龟探穴法,针尖由浅入深的过程中,并向该穴周围搜寻经气,得气后,再摇动针体行青龙摆尾法,以局部酸麻胀感或针感传至臀部为佳。

阴陵泉为脾经合穴,五行属水,三阴交可滋补肝肾之阴、调理肝肾以止带,是妇科带下病症的必选之穴。针刺时,阴陵泉与三阴交左右交叉取穴,行补法,即捻转角度小,先浅后深,重插轻提、提插幅度小,用手轻,频率慢,操作时间短。操作时手法宜轻,得气多以局部酸胀感为主,不宜施以重刺激。下巨虚属胃经,小肠的下合穴,针刺该穴施以苍龟探穴法,针尖由浅入深搜寻经气,待得气后,再施以青龙摆尾法以使经气沿下肢传导到足背部为度。

如腰痛较剧,可在腰 1 至骶 5 之间触诊,可触到扁圆形或条索状结节,按之有压痛,可于结节上泻法刺之,使之有酸胀感并向四周放射,疾刺不留针。

八、不孕症

女子未避孕,性生活正常,与配偶同居一年而未孕者,称为不孕症。感受外邪、内伤七情、脏腑虚弱、气血不调、脾胃虚损等均可致不孕。中医对于不孕症患者的临床治疗据其体质的差异、病势的轻重及病位的所在等不同,以“整体观念”“辨证论治”为基,审证求因、标本同治、分期诊疗。

【腧穴】

肾区　胞宫七穴　丹田三穴(气海　石门　关元)　三阴交

【配穴】

肾阴虚加太溪;肾阳虚加腰阳关、命门;肝气郁结加透四关(合谷透劳宫　太冲透涌泉)或逍遥五穴(三阴交　神门　太冲　合谷　内关)、行间、期门、阳陵泉、曲泉;痰湿蕴结加阴陵泉、祛痰化浊四穴(中脘　足三里　丰隆　阴陵泉);瘀血阻滞加化瘀四穴(膈俞　血海　地机　合谷)。

【刺法发挥】

“肾者,作强之官,伎巧出焉”,肾精足则骨强体健、精巧多能。“腰为肾之府”,采用毫针于腰部肾区行苍龟探穴法,膀胱经腧穴透向对应的夹脊穴,以针尖朝向相应椎体横突为宜;督脉穴位直刺 1~1.5 寸,不得行大幅度提插捻转,针尖达针刺深度后轻微摆动针体施以青龙摆尾法,可使气至腰腹部及盆底部。

胞宫七穴刺法同"乳腺增生"一节。

丹田三穴刺法同"尿崩症"一节,寒证者可用灸法。

三阴交紧贴胫骨内侧面后缘靠近骨边凹陷处进针 0.5~1 寸,向后外斜刺行苍龟探穴法,以针尖刺中胫神经为度,患者即感麻电感走行于足底;然后提针至皮下,使针尖向上,施以分经得气法,得气后用青龙摆尾法使针感沿肾经循行上行。

九、更年期综合征

更年期综合征是妇女在绝经期前后,出现烘热汗出,烦躁易怒,潮热面红,失眠健忘,精神倦怠,头晕目眩,耳鸣心悸,腰背酸痛,手足心热,或伴月经紊乱等与绝经有关的症状。根据其临床表现和疾病特点,可见于"脏躁""年老血崩""郁证"等病症。一般认为是由于卵巢功能衰退,下丘脑 - 垂体 - 卵巢轴功能失调,体内性激素波动或减少,从而引起一系列躯体上、精神心理上的改变。

【腧穴】

肾俞　滋阴三穴　关元　透四关

【配穴】

肾阴虚加照海;肾阳虚加命门;肝阳上亢加风池;痰气郁结加祛痰化浊四穴(中脘　足三里　丰隆　阴陵泉)。

【刺法发挥】

本病的发生多以肾虚为本,因此治疗都是围绕肾虚阴阳平衡失调,兼顾其他脏腑功能紊乱,加之针对气滞、瘀血、痰湿等复杂病机整体辨证分型治疗。

肾为生殖发育之源,故治疗本病首选肾俞穴。针刺时宜直刺 1~1.5 寸,以局部酸胀感为度,欲加强遗留针感可施以白虎摇头法驾驭针感。滋阴三穴刺法操作参见"卒中后尿失禁"一节。

"冲脉起于关元",关元穴为任脉、足三阴、冲脉交会穴。针刺时先用 3 寸毫针深刺,行赤凤迎源法以局部酸胀感得气,欲加强刺激可施小幅度的白虎摇头法以使针感放散至整个腹部,然后出针,再取 1.5 寸针斜下 70° ~80° 刺 1.2 寸,留针过程中可行针施加强遗留针感法。寒证者可用灸法。

第五节　男科病症

一、前列腺炎与前列腺增生

急性前列腺炎属于中医"热淋"范围;慢性前列腺炎属于中医的"白浊""劳淋"或"肾虚腰痛"等范畴。急性前列腺炎的基本病机为湿热蕴结;慢性前列腺炎的基本病机为湿热浊瘀滞精室或精室亏虚。前列腺增生症属中医"癃闭""精癃"范畴。基本病因为肾元亏虚,其基本病机为肾虚血瘀。

由于前列腺腺体外类脂膜的屏障作用,药物难以进入前列腺发挥有效的治疗作用,所以药物疗效不够理想。针刺能启肾开窍、逐瘀通经,故而能有效缓解症状。

【腧穴】

虚证明显主以丹田三穴(气海　石门　关元);实证明显主以净府五穴　秩边透水道　会阳　太冲　三阴交　足三里　上巨虚

【配穴】

性功能障碍加肾俞、命门、腰阳关。

【刺法发挥】

《难经·六十六难》:"脐下肾间动气者,人之生命也,十二经之根本也。"杨玄操注:"脐下肾间动气者,丹田也。丹田者,人之根本也。"丹田是真气升降开阖之基,也是男子藏精、女子养胎之所。人的元气发源于肾,藏于丹田,借三焦之道,周流全身,以推动五脏六腑的功能活动。气海、石门和关元三穴合称为"丹田三穴",以治元气不足或肾气亏虚所致诸证。净府五穴是基于"腧穴所在,主治所在",取曲骨穴及其向外旁开 1.5 寸和 3 寸,分别称曲骨Ⅰ、曲骨Ⅱ。曲骨为任脉、足厥阴之会,任脉起于胞中,下出于会阴、足厥阴经绕阴器而抵少腹,肝主筋,宗筋亦为其所主,"宗筋弛纵,发为筋痿,及为白淫"。净府五穴可以调节奇恒之腑(精室)的功能。两组穴一调其本、一治其标,正合精室之疾本虚标实的病机。针刺时向下斜刺 45°~60°，施以苍龟探穴法使之得气后，配合龙虎升降法以分经得气，使针感向会阴部窜行，留针同时配合弩法，即以患者内衣顺势按压针身，可加强针感。

秩边属足太阳经，"其支者……挟脊抵腰中，入循膂，络肾属膀胱"，水道当膀胱上系，功在治水。水为地之阴气，"巨阳者，诸阳之属也……故为诸阳主气也"，肾与膀胱相表里，开窍于二阴，故秩边透水道可激发太阳经气，疏通膀胱经脉，以治生殖系统病症。针刺时，秩边穴取在穴下 1 寸的位置进针，深刺到达骨盆侧壁的腹膜处，针尖到达盆丛神经前下部。在针刺过程中施以小幅度、高频率轻捻徐插手法，出现放射针感传到膀胱、会阴部和尿道，患者自觉盆腔内出现热、胀、松、快等感觉。

《难经·三十六难》："命门者，诸神精之所舍，原气之所系也；男子以藏精，女子以系胞。"但此命门通常指男子藏精之处，其位置"居直肠之前，膀胱之后，当关元气海之间，以其精气由此出入，男女由此施生，故有门户之称"（《医经理解》）；张景岳亦云："俗名子肠，居直肠之前，膀胱之后，当关元气海之间，男精女血，皆存乎此，而子由是生。"精室与"肠"关系密切，"合治内腑"，故取大肠下合穴上巨虚及胃之合穴足三里，以调理胃肠。二穴一般直刺 1~1.5 寸，针尖指向小腿中心，并施青龙摆尾法以本经得气，产生沿下肢足阳明经循行的针感以降胃气。

二、性功能障碍

此节所指男性性功能障碍主要包括阳痿、早泄两种。其病因有虚有实：虚者主要责之于肾，先天禀赋素弱、肾气不足，后天手淫成性、斫丧肾精，以致命门火衰、封藏失职；实者主要责之于肝，长期精神紧张，情志郁结，肝郁化火，或以酒为浆，过食辛辣，肝经湿热阻遏阳道、扰动精室。

【腧穴】

丹田三穴（气海　石门　关元）　净府五穴　肾区　秩边透水道　次髎　三阴交

【配穴】

虚劳者灸丹田三穴（气海　石门　关元）、肾区；劳心伤脾加心俞、脾俞；肾气不固加命门、太溪；肝气郁滞者加太冲、肝俞；心肾不交者加内关、神门、太溪;湿热下注加足三里、丰隆、阴陵泉、三阴交。

【刺法发挥】

阳痿、早泄的共同病机多属肾虚,且病及于肝。因此,治疗上前者治以温补肾阳为主,兼清湿热为辅,重取肾区、秩边透水道,辅以丹田三穴、净府五穴、次髎、三阴交;后者以固摄、滋阴、潜阳、疏肝为主要治疗方法,重取丹田三穴、净府五穴,辅以肾区、秩边透水道、次髎、三阴交。丹田三穴、净府五穴、秩边透水道刺法前文有述。

肾区刺法操作同“不孕症”一节。此外,肾区尚可选择拔罐法,具体采用两种方法:一种是下焦“井”形方案,肾俞至大肠俞连线,两侧肾俞、大肠俞连线,四线相交形成“井”形区域;另一种是腰骶“八”字方案,自大肠俞向下沿八髎穴外侧至臀外侧形成的类似“八”字的区域。

次髎配三阴交是治疗生殖系疾病常用组合,临床中月经不调、痛经等症亦多选用。次髎穴位于髂后上棘与后正中线之间,适对第 2 骶后孔。第 2 骶后孔在体表很难摸到,但第 2 骶后孔正对髂后上棘内下方,髂后上棘是可以摸到的。因此,取次髎穴的关键是找到髂后上棘,然后用苍龟探穴法刺穴得气,以出现细若游丝的麻电感传到前阴部及尾骶部为佳,患者上述部位可出现热、胀、松、快等感觉;欲加强针感走行强度及范围,可配合施以白虎摇头法。三阴交刺法同“乳痈”一节。

第六节　五官科病症

一、目赤肿痛

目赤肿痛为多种眼科疾患中的一个急性症状。现代医学的急性细菌性结膜炎、病毒性结膜炎等可参考本节治疗。

【腧穴】

眼病六穴(风池　太阳　攒竹　四白　丝竹空　瞳子髎)　头维　合谷　光明

【配穴】

眼睑下方疼痛者加颧髎、巨髎。

【刺法发挥】

"风为阳邪，其性轻扬，头顶之上，惟风可到"，"肝足厥阴之脉……上入颃颡，连目系，上出额，与督脉会于巅"，"胆足少阳之脉，起于目锐眦，上抵头角……其支者……至目锐眦后"。外感风热之邪或卒感时邪疫毒，或肝胆火盛，火郁不宣，循经上扰，经脉闭阻，气血壅滞于目，气滞则肿，血滞则红。上述腧穴合用能奏疏风清热、清肝明目之功。

风池穴在颞颥后发际陷者中，"乃风邪蓄积之所"，足少阳、阳维之会，循胆经输向头之各部及外走阳维脉，阳维脉从腋后上肩，至前额，再到项合于督脉。因此，风池为治疗眼部病症的必用穴，其针感要求是以达前额眶上缘为佳。现在解剖学认为风池穴与颈3神经后支、枕小神经干或枕大神经分支的外侧支、枕下三角外侧、颈后神经丛、椎动脉丛、椎静脉丛等关系密切。沿胸锁乳突肌隆起与斜方肌隆起形成的纵沟处向上推，当颅骨下缘即为风池穴。针刺时进针点靠近斜方肌与胸锁乳突肌之间的胸锁乳突肌内侧缘，针尖应向眼球方向，行苍龟探穴法以分经得气，使前额部出现麻窜感，气至后根据情况可予白虎摇头法以驾驭针感实现恰当的遗留针感。

眼轮匝肌呈环形分布在眼眶周围，由面神经支配，分为眶部轮匝肌和睑部轮匝肌，攒竹、丝竹空、瞳子髎正当其部。攒竹穴处有滑车上神经分布，其深部尚有由面神经颞支支配的皱眉肌，针刺时用指甲垂直在眉毛内侧端附近推动，当摸到一凹陷（眶上切迹）处进针。丝竹空有眶上神经和颧神经分布，针刺时向外眉毛侧端推摸，大约在眉梢外侧端可以摸到额骨颧突和颞线形成的交角，在交角后的凹陷处进针，针尖透向瞳子髎。瞳子髎是从目外眦端向外推摸，摸到眼眶外缘即颧骨的额突，额突后的凹陷即是，瞳子髎向悬厘透刺1.5寸左右。上述三穴以气至"目系"为佳，得气后施以小幅度的青龙摆尾法可加强针感飞走，患者能感觉到眼睛局部酸胀感或麻电感。

太阳、四白刺法见"中枢性面瘫"一节。

头维在头侧部，当额角发际上0.5寸，头正中线旁开4.5寸。穴属足阳明胃经，但为足阳明、足少阳之会，足阳明经别系目系，足少阳经起于目外眦。此外，该穴浅层有眶上神经（眼神经分支）、耳颞神经及面神经颞支分布。本穴邻近眼部,故可用于眼病的治疗。针刺时可向下或向后平刺 0.5~0.8 寸,局部有胀痛感,可向周围扩散。

"面口合谷收",合谷为大肠经原穴,属阳主表,可宣泄气中之热,有升清降浊、疏风散表、宣通气血之功,故为治疗眼病的特效穴,刺法操作见"痛经"一节。光明穴是胆经络穴,其位于小腿外侧,当外踝尖上 5 寸,腓骨前缘,有联络肝胆气血的作用。直刺 1~1.5 寸,以局部酸胀为度。

二、假性近视

假性近视是由于用眼过度致使睫状肌持续收缩痉挛,晶状体厚度增加,视物模糊不清。多见于青少年,尤以小学及初中学生多见。假性近视仅为眼球调节功能上的异常,这种变化是可逆的。利用针灸或通过患者自身强化眼肌锻炼可放松肌肉,缓解疲劳,使视力恢复到正常状态。

【腧穴】

眼病六穴(风池　太阳　攒竹　四白　丝竹空　瞳子髎) 头目双透(目窗透头临泣) 睛明　光明　三阴交

【配穴】

肝肾不足加肝俞、肾俞;心脾两虚加心俞、脾俞、足三里。

【刺法发挥】

眼病六穴为治疗眼部疾病常用组穴,具体操作可参"目赤肿痛"一节刺法。头临泣、目窗二穴正直睛上胆经循行所过之处,足少阳胆经"起于目锐眦,上抵头角",经别"系目系,合少阳于外眦",经筋"支者,结于目外眦,为外维"。头临泣又为三经之会,阳维从枕后风池穴上行,会本经于此,太阳自睛明上行过此,因此取目窗、头临泣、睛明以治眼病。针刺时目窗透头临泣,针尖向前平刺 0.8~1.2 寸。睛明穴紧贴眶下缘进针。阳白穴属足少阳胆经,足少阳、阳维之会,平刺 0.3~0.5 寸。

三阴交系足太阴、厥阴、少阴之会。肝藏血、脾统血、肾藏精。肾为先天之本,脾为后天之本,先天依赖于后天的滋养,后天来自先天的促动,三阴交是精血汇聚之所在,针刺本穴可以益精养血。三阴交针刺取效的关键是施苍龟探穴法以实现三条经脉的分经得气,紧贴胫骨内侧缘直刺得气,此乃刺中脾经;然后提针至皮下,使针尖稍向下得气,此乃刺中肝经;最后再针至皮下,使针尖向上得气,此乃刺中肾经。三经得气后可施以白虎摇头法以驾驭针感。

三、视歧

视歧相当于今之复视,即两眼看一物体时感觉为两个物像的异常现象。单眼复视一般因光学性或视投射性等眼部本身的问题引起,且遮盖一眼时复视不消失。双眼复视常由于眼肌病、眼眶病、脑血管病并发症、重症肌无力等引起,且遮盖一眼后复视消失,随注视方向不同而改变。针刺能兴奋受损眼神经即麻痹眼肌的肌张力,改善眼周局部血液循环及营养状况,使眼球运动恢复正常,因此,复视可选择针刺以修复受损的眼神经和麻痹的眼肌。此外,单眼复视尚需找出眼疾的病因,治疗眼疾;双眼复视可酌情采用配镜、药物或手术治疗。

【腧穴】

脑空　风池　头目双透(目窗透头临泣)　丝竹空透瞳子髎　四白　睛明　阳白

【刺法发挥】

眼球的正常运动由六条眼外肌协同完成,即4条直肌(上直肌、下直肌、内直肌、外直肌)和2条斜肌(上斜肌、下斜肌)。而枕下肌群位于枕骨的下方,寰、枢椎的后方,头半棘肌的深面,作用于寰枕及寰枢关节,包括头后大、小直肌和头上、下斜肌4肌,均由枕下神经后支支配。枕下肌群维持颈部平衡,和眼球、前庭共同维持头眼反射,有枕下神经和椎动脉通过。如果枕下肌群紧张,容易引起颈部和全身肌肉紧张,头眼反射异常,以及头痛头晕等。因此,从前后对应的全息角度和解剖关系来看,枕下肌群附近的穴位能有效改善复视等眼球运动障碍。

从解剖和筋膜角度看,脑空穴、风池穴位于枕下肌群附近,针刺脑空、风池可有效放松枕下肌群的肌筋膜,缓解复视等症状。针刺脑空时宜苍龟探穴法斜刺透向风池,针感以刺中枕大神经为佳,气至后欲加强经气走行至眼部,可施以青龙摆尾法以驾驭针感。从头正中线沿枕外隆凸(枕后最高骨)上缘向外3横指,稍外方可触及一凹陷处即为脑空穴,取穴时可在脑空穴处轻触感知枕动脉的搏动,其形似中医之"濡脉"般细微,紧贴枕动脉的内侧为枕大神经所过,此处即为针刺脑空穴的进针点。风池穴刺法参看前节"目赤肿痛"。睛明穴紧贴眶下缘进针。阳白穴属足少阳胆经,足少阳、阳维之会,平刺 0.3~0.5 寸。

四、耳鸣耳聋

耳鸣耳聋作为临床常见症状,常见于各科的多种疾病过程中,也可单独成为一种耳疾病。现代医学的耳科病变(如中耳炎、鼓膜穿孔)、急性热性传染病(如猩红热、流行性感冒)、颅内病变(如脑肿瘤、听神经瘤)、药物中毒及高血压、贫血、神经衰弱等疾病,均可出现耳鸣耳聋。

耳鸣是指患者自觉耳内鸣响,如闻蝉声、轰鸣声或如潮声。耳聋是指不同程度的听觉减退,甚至消失,轻者耳失所聪,重则全然不闻外声,则为全聋。中医学认为耳为肾之窍,为肾所主,又与其他脏腑有着广泛的联系,因此,五脏六腑、十二经脉之气血失调皆可导致耳鸣。初鸣多实,实者责之肝、肺、脾;久鸣多虚,虚者责之心、脾、肾,尤以肾为最重要。

【腧穴】

耳周六穴(曲鬓透角孙　率谷透角孙　颅息　瘈脉　耳门)　外四神聪透百会　天冲透浮白、头窍阴　翳风　天容　风池

【配穴】

肝胆火旺者加太冲、行间、侠溪、期门、丘墟;痰火郁结者加曲池、合谷、丰隆、中脘;外感风热者加曲池、外关、尺泽、合谷、中渚;肾阴不足者加肾俞、滋阴三穴(太溪　三阴交　复溜);肾阳不足者加肾俞、命门、腰阳关。

【刺法发挥】

耳为经络会聚之处,与手、足三阳经的循行关系较为密切,尤其是手、足少阳经。两经皆从耳后入耳中,出走耳前,环行耳之前后,故有"耳病实则少阳"一说。耳周六穴位于耳周,且为少阳经腧穴,既是"腧穴所在,主治所在"的体现,也是"经络所过,主治所及"的应用。针刺时平刺 0.8~1.2 寸,从率谷、曲鬓分别向角孙透刺;从颅息进针向瘈脉方向平刺,从瘈脉进针向颅息方向平刺。此二穴针刺方向与胆经连线呈切线,进针后用捻转手法,使局部产生酸胀感;耳门穴进针时针尖需紧贴下颌骨髁突,针尖 60° 向前下进针 1 寸经听宫刺至听会。

督脉"上额交巅上,入络脑",前后外神聪即前顶、后顶所在位置,与百会穴同处督脉上;膀胱经"起于目内眦,上额交巅,其支者,从巅至耳上角",左右外神聪在膀胱经循行所过处。"髓海不足则脑转耳鸣",因此,外四神聪、百会可治疗耳鸣耳聋。针刺时百会、外四神聪针尖向前平刺0.8~1.2寸。

胆经"从耳后入耳中,出走耳前",三焦手少阳之脉"上项,系耳后,直上出耳上角……其支者,从耳后入耳中,出走耳前……是动则病,耳聋浑浑焞焞",取耳后胆经天冲、浮白、头窍阴可治耳病。针刺时从天冲进针透刺浮白、头窍阴,用捻转手法以驾驭针感,使局部产生酸胀感。

风池为治疗五官病症必用腧穴,针刺时其进针点紧贴胸锁乳突肌内侧缘,使针感直达耳后乳突部,即胆经的天冲、浮白、头窍阴等穴的分布区,此针感传导区分布有耳大神经。翳风为手足少阳之会,穴下有耳大神经分布;小肠经天容穴处布有耳大神经的前支、面神经的颈支、副神经,其深层为交感神经干的颈上神经节。针刺上述两穴可直刺0.5~1寸,以加强耳部经气沟通。

五、鼻窦炎

上颌窦、筛窦、额窦和蝶窦的黏膜发炎统称为鼻窦炎。鼻窦炎是鼻窦黏膜的非特异性炎症,为一种鼻科常见多发病。鼻窦炎是一种常见病,属中医"鼻渊""脑漏"范畴,可分为急性和慢性两类。急性期起病急,以实证为主,多因外感风热或感寒化热,邪热内蕴而发病;慢性者病程长,缠绵难愈,以虚证为主,鼻渊日久多为肾虚所致。

【腧穴】

鼻病六穴(迎香　印堂　上星透神庭　风池　三间　陷谷)　下关　合谷　列缺　阿是穴(压痛明显处)

上颌窦炎加巨髎、四白;筛窦炎加颧髎;额窦炎加攒竹;蝶窦炎加睛明。

【配穴】

颠顶痛加外四神聪透百会或百会、太冲、至阴;前额及眉棱骨痛加上星透百会、阳白、内庭、头维;后头痛加脑空透风池、风池、脑户、后溪、申脉、天柱;偏侧头痛加胆经四透(颔厌透悬颅、悬厘、曲鬓　曲鬓透率谷　率谷透天冲　天冲透浮白、头窍阴)、瞳子髎透丝竹空、风池、太阳、外关、丘墟;脑内痛加涌泉、太溪。

【刺法发挥】

迎香、三间属手阳明经，大肠经"还出挟口，交人中，左之右，右之左，上挟鼻孔"。迎香向上斜刺 0.2~0.3 寸，或沿皮刺 0.5~1 寸，欲使针感传向整个鼻部时可施青龙摆尾法以驾驭针感。三间属手阳明经输(木)穴，位于手背第二掌骨桡侧，掌骨小头后方凹陷处，由桡神经的指背神经与正中神经的指掌侧固有神经双重支配。微握拳取穴，直刺 0.3~0.5 寸，施以苍龟探穴法使局部麻胀；或驾驭针感以分经得气，使其向手背放散。陷谷为足阳明胃经输(木)穴，"胃足阳明之脉，起于鼻之交颏中"，且陷谷、三间上下部位相应，故直刺 0.5~1 寸可治胃肠火热所致鼻病。印堂穴属督脉，位于鼻根部，督脉"上系两目之下中央"即鼻根处，是治疗鼻部病症常用穴。针刺时向下平刺 0.3~0.5 寸。而上星又同属督脉穴，当前发际正中直上 1 寸，可疏风清热、宣通鼻窍，《玉龙赋》载"头风鼻渊，上星可用"。上星向前平刺 0.8~1.2 寸透神庭，施捻转手法以驾驭针感，使针感向眼鼻部走行。风池穴治疗鼻疾时，针尖施向鼻尖，提插与捻转手法相结合，针感至鼻部。

下关属足阳明胃经，为足阳明、少阳之会，位于面部耳前方，当颧弓与下颌切迹所形成的凹陷中。针此穴必须在进针后刺中翼腭窝上部的蝶腭神经节(又称"新吾穴")。但蝶腭神经节位置较深，《灵枢·官针》言"病在中者，取以长针"，因此采用 3 寸毫针配合施赤凤迎源法以探刺翼腭窝中，刺中蝶腭神经节后患者立感面部麻胀或出现放电感。若需加强针感，可予白虎摇头法以行遗留针感法。

合谷为大肠经原穴，属阳主表，具升清降浊、宣通气血之功，刺法操作同"痛经"一节。

列缺是太阴肺经的络穴，也是八脉交会穴(通于任脉)，通行表里阴阳之气，邪气在表时可借宣散肺气之功祛风解表，邪气入里时又可借表经之道，引邪外出，故有宣肺解表、通经活络、通调任脉的作用。肺络列缺直接联络手阳明大肠经，可通调两经经气，治疗两经病变，因此能治疗头项、颜面疾患。针刺时针尖向上斜刺 0.5~1 寸，即可出现局部酸胀、沉重等气至现象，欲实现分经得气可施以青龙摆尾法驾驭针感使其向肘、肩部放散。

六、牙痛

牙痛可见于现代医学的龋齿、牙髓炎、根尖周围炎和牙本质过敏等。其关键病因为"火",治疗重在泻实火、降虚火,故宜取多气多血之手足阳明经与滋阴降火之足少阴经。

【腧穴】

上牙痛加颧髎　太阳　合谷　内庭;下牙痛加下关　合谷　大迎　颊车。

【配穴】

风火牙痛加翳风、曲池;胃火牙痛加厉兑、内庭;虚火牙痛加太溪、照海。

【刺法发挥】

合谷为大肠经原穴,"头面纵有诸样症,一针合谷效通神",属阳主表,能疏通阳明经络,具升清降浊、宣通气血之功,因此可治疗各证型牙痛,以治下齿痛效果尤佳。刺法见"痛经"一节。

内庭为足阳明胃经之荥(水)穴,"荥主身热",具有清胃泻火、理气止痛的功效。因此上牙痛及胃火牙痛者加内庭穴,穴在足背第 2 趾与第 3 趾之间,趾蹼缘后方赤白肉际处。直刺或斜刺 0.5~0.8 寸,以局部酸胀为度。

现代医学认为与牙痛相关的主要神经为上牙槽神经和下牙槽神经。颧髎处为上牙槽神经从三叉神经上颌支分出到上牙,治疗上牙痛效果尤为显著。针刺时宜直刺 1~1.5 寸施赤凤迎源法以刺中上牙槽神经,欲加强针感遗留,可施白虎摇头法以驾驭针感。下关穴处下牙槽神经刚刚穿出,深刺下关恰能刺中其主干,治疗下牙痛效果尤为显著。针刺时宜直刺下关 0.5~1 寸以刺中下牙槽神经,手法同颧髎穴。

太阳穴治疗牙痛需深刺,从太阳进针向颧髎深刺约 2 寸可刺中三叉神经的上颌支,向下关深刺约 3 寸可刺中三叉神经的下颌支。三叉神经主干分布在咬肌的深层,唯有深刺方能刺中,以产生牙齿的放射性针感为佳。上述针感的实现是先施赤凤迎源法以分经得气,然后根据牙痛具体部位再予白虎摇头法以驾驭针感。

人之初生,应接外物,饮食最先,故于口颊喉咽处之穴,名之曰"迎"。《灵枢·寒热病》:"臂阳明有入頄遍齿者,名曰大迎。"马莳曰:"大迎出足阳明,而手阳明之脉,入颃而交之也。"大迎在下颌角前下 1.3 寸,当咬肌附着部的前缘,下颌骨上,布有面神经的下颌缘支及三叉神经第三支的颊神经。因此,治疗牙痛时大迎宜向颏孔方向施以苍龟探穴法斜刺,颏神经从此走出,以刺中颏神经第二磨牙处有针感为度,若针感不理想可施青龙摆尾法以驾驭针感走行。

"颊"指穴处于面颊部,"车"为运载工具,胃经的五谷精微物质由此上输于头,有如车载一般,故名"颊车",穴近下齿,布有三叉神经第三分支的咬肌神经、面神经下颌缘支及耳大神经,故下齿痛宜取之。人迎、颊车二穴均有面神经和三叉神经分支走行,因此颊车常与人迎配合使用以治牙痛,可直刺 0.3~0.5寸,或向地仓方向透刺 1.5~2 寸。

七、口疮

口疮,即口腔溃疡,症见口腔之唇颊等处黏膜出现圆形或椭圆形淡黄色或灰白色之小点,单个或多个不等,周围红晕,表面凹陷,局部灼痛,反复发作,饮食吞咽有碍。口腔内出现的溃疡 95% 是复发性口腔溃疡,是最常见的口腔黏膜疾病之一。

【腧穴】

合谷 劳宫 照海 金津 玉液

【配穴】

溃疡在下唇加承浆;溃疡在上唇加迎香;溃疡在颊黏膜加颊车;溃疡在舌下加廉泉。

【刺法发挥】

合谷刺法前文有述。而劳宫为心包经荥穴,心包经"出属心包络,下膈,历络三焦",中焦乃所必过之处,胃属中焦,通过经脉与心包经相通,取之直刺可解中焦胃火。劳宫穴在手掌心当第 2、3 掌骨之间偏于第 3 掌骨,其间布有正中神经掌支、指掌侧固有神经、尺神经的掌深支、掌浅弓及其分支。因正中神经与心包经关系密切,故针刺劳宫时可施苍龟探穴法以刺中相应神经为佳。

江海为百谷之王,水泉虽迁,终归于海。所云"照"者,因肾为水火之脏,又古说:水中有火,故名"照海"。照海为阴经之阳穴,能灼水以化气飞升,以见人身气化,本乎自然也。故本穴最常治于口疾,即银海朗照之意。穴在足内踝下缘边际凹陷中,"前后有筋,上有踝骨,下有软骨,其穴居中。阴跷脉所生。"直刺 0.5~0.8 寸,局部酸胀,可施青龙摆尾法驾驭针感,使其针感扩散至整个踝部,能加强灼水化气之功。金津、玉液两穴位于口腔,属局部取穴,且"腑脏气膘腐不同,蕴积胸膈之间",久必有瘀,故加取二穴点刺放血,可直接使火热之邪随血而泻。

八、咽喉肿痛

咽喉肿痛为多种喉部疾患的主症,以咽喉肿胀疼痛为主要表现,即咽喉一侧或两侧红肿疼痛,或微红微肿、干痛,或干痒不适,或微痛而有烧灼感。多属"喉痹""乳蛾"等范畴,可见于现代医学的急性扁桃体炎、急慢性咽炎、喉炎、扁桃体周围脓肿等疾患中。

【腧穴】

少商 项中四穴(风府 哑门 大椎 崇骨) 天突 列缺 照海 合谷

【配穴】

外感咽喉红肿加尺泽、外关;肺胃实热加商阳、鱼际;便秘加通便三穴(五枢 维道 大横)、曲池、腹结、上巨虚、支沟、大肠俞;口臭加清口气四穴(劳宫 内庭 金津 玉液)、曲池、支沟;声音嘶哑加扶突、经渠、复溜;咽喉干红加廉泉、太溪、三阴交;咽喉痛甚加天突、喉结旁阿是穴。

【刺法发挥】

少商穴为肺经之井(木)穴,所出为井,是说手太阴肺经脉气外发似浅小水流,故名。其疏通、条达、开泄之作用较强,善清肺泻火,祛邪外出,治疗外感风热郁遏鼻、咽之咽喉肿痛。穴处有指掌侧固有动、静脉所形成的动、静脉网,恰似脉气之初出。因此,欲泻其热则多用三棱针点刺出血:推血至指端,捏紧,消毒后,对准穴位,迅速刺入,挤出 5~10 滴血。

项中四穴刺法见"卒中后构音障碍、吞咽障碍"一节。

天突位于咽喉局部,天指上言,突指结喉突起。穴在结喉下宛宛中,刺之可直达病所,以利咽下气。针刺时医者先拇、示、中指使针身弯曲呈45°,然后将针尖向下,紧靠胸骨柄后方刺入 1~1.5 寸,做小幅度捻转使局部酸胀后即可出针。列缺、照海属八脉交会穴配穴法，"列缺任脉行肺系，阴跷照海膈喉咙"，且肺经、肾经均过咽喉部，故二穴多用以治疗咽喉等肺系疾病。列缺、照海施以互动式针法以驾驭针感，即针刺得气后，医者施以青龙摆尾法，边小幅度捻转边让患者吞咽唾液或饮水。合谷穴刺法见"痛经"一节。